Tobias Schrader

ADHS & Schlafstörungen bei Erwachsenen

Ein neurodivergenter Leitfaden für
erholsamen Schlaf &
mehr Energie für den Tag

@adhstobi

@adhs_tobi

www.adhs-tobi.de

Impressum

Verantwortlich
für den Inhalt: Tobias Schrader
c/o Block Services - Stuttgarter Str. 106
70736 Fellbach, Deutschland
www.adhs-training.net
info@adhs-training.net

Herstellung und Druck über tolino media GmbH & Co. KG,
Albrechtstr. 14, 80636 München. Printed in Germany.
Fragen zu Produktsicherheit an: gpsr@tolino.media.

Tobias Schrader

ADHS & Schlafstörungen bei Erwachsenen

Ein neurodivergenter Leitfaden für erholsamen Schlaf & mehr Energie für den Tag

Selbsthilfebuch & Ratgeber

Inhaltsverzeichnis

Haftungsausschluss und medizinische Aktualität

Dieses Buch ist als Informationsquelle und Ratgeber für Menschen mit Aufmerksamkeitsdefizit-/Hyperaktivitätsstörung (ADHS) und Schlafstörungen konzipiert. Die Informationen in diesem Buch basieren auf den Kenntnissen und der Erfahrung des Autors sowie auf wissenschaftlichen Erkenntnissen und Forschungen, die zum Zeitpunkt der Veröffentlichung als aktuell und zuverlässig gelten.

Es ist jedoch wichtig zu beachten, dass sich medizinische Forschung und wissenschaftliche Erkenntnisse ständig weiterentwickeln. Daher kann der Autor nicht garantieren, dass die Informationen in diesem Buch jederzeit vollständig, korrekt und auf dem neuesten Stand sind. Leser werden ermutigt, ihre eigene Recherche durchzuführen und sich über die neuesten Entwicklungen und Forschungsergebnisse zu informieren.

Dieses Buch soll keine medizinische Beratung oder Behandlung ersetzen. Die in diesem Buch bereitgestellten Informationen und Ratschläge sollten nicht als Ersatz für die Beratung, Diagnose oder Behandlung durch einen qualifizierten medizinischen Fachmann angesehen werden. Leser, die an ADHS oder Schlafstörungen leiden oder vermuten, dass sie betroffen sind, sollten einen Arzt oder Therapeuten aufsuchen, um eine angemessene Diagnose und Behandlung zu erhalten.

Der Autor und der Verlag übernehmen keine Haftung für Schäden oder Verluste, die direkt oder indirekt aus der Verwendung der in diesem Buch enthaltenen Informationen entstehen. Durch das Lesen dieses Buches erkennen die Leser an, dass sie die alleinige Verantwortung für ihre Handlungen und Entscheidungen im Zusammenhang mit den in diesem Buch bereitgestellten Informationen tragen.

Bitte auch immer einen Arzt / eine Ärztin aufsuchen!

Hinweis für die Leserin / den Leser

Dieses Buch habe ich speziell für neurodivergente Menschen und ihre Bedürfnisse verfasst. Der Schreibstil und die Struktur wurden so gewählt, dass sie für Personen mit ADHS zugänglich und verständlich sind. Du wirst möglicherweise bemerken, dass sich einige Themen im Verlauf des Buches wiederholen. Dies ist beabsichtigt, um wichtige Punkte zu betonen oder weil sie inhaltlich an der jeweiligen Stelle gut passen. Ich hoffe, dass dir dieses Buch dabei hilft, die für dich passenden Strategien und Lösungen für besseren Schlaf und mehr Energie im Alltag zu finden.

Mein Vorschlag: lies dir zuerst das Inhaltsverzeichnis durch, blättere einmal durch das Buch und lese dann die Kapitel, die dich am brennendsten interessieren.

Über den Autor Tobias Schrader

Tobias Schrader kommt aus dem Gesundheitswesen und ist heute ein erfolgreicher Online-Unternehmer mit verschiedenen Geschäftszweigen, darunter auch ein ADHS-Training für Spätdiagnostizierte und Unternehmer mit ADHS. Er schätzt die Diversität und Freiheit des Lebens, praktiziert Weng Chun Kung Fu, ist glücklich verheiratet und Vater eines Sohnes.

In seiner beruflichen Laufbahn arbeitete Tobias als Gesundheits- und Krankenpfleger in der Anästhesie, als Notfallsanitäter und studierte mehrere Semester Medizin. Mit 32 Jahren wurde bei ihm selbst ADHS diagnostiziert. Sein neurodivergentes Burnout mit massiven Schlafstörungen brachte ihn auf den Weg zur ADHS-Diagnose und führte dazu, dass er intensiv zu diesem Thema recherchierte. Mittlerweile hat er seine Schlafstörungen deutlich verbessert.

Tobias entschied sich, dieses Buch zu schreiben, weil es kaum gute Literatur zum Thema ADHS und Schlafstörungen gibt. Er möchte anderen Betroffenen helfen, die oft nicht die nötige Unterstützung von Fachleuten erhalten. Mit seiner persönlichen Erfahrung und seinem Wissen möchte er Leserinnen und Lesern wertvolle Einblicke und praktische Hilfestellungen bieten, um ihr Leben trotz ADHS und Schlafstörungen zu verbessern.

Mehr Informationen findest du unter:

www.adhs-tobi.de

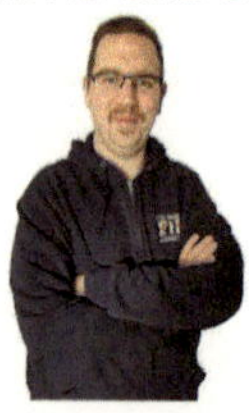

Vorwort & Widmung

Liebe Leserin, lieber Leser,
willkommen zu meinem Buch "ADHS & Schlafstörungen bei Erwachsenen: Ein neurodivergenter Leitfaden für erholsamen Schlaf & mehr Energie für den Tag". Ich freue mich, dass du dich auf diese Reise begeben hast, um deine Schlafqualität zu verbessern und mehr Energie und Lebensfreude zu gewinnen.

Als jemand, der selbst mit ADHS lebt und mit Schlafstörungen zu kämpfen hatte, weiß ich aus erster Hand, wie herausfordernd es sein kann, erholsamen Schlaf zu finden und den Tag mit genügend Energie zu bewältigen. Mein Ziel mit diesem Buch ist es, dir fundiertes Wissen, praktische Tipps und persönliche Erfahrungen zur Verfügung zu stellen, die dir dabei helfen, deine Schlafgewohnheiten zu verbessern und dein Leben trotz ADHS und Schlafstörungen zu meistern.

In diesem Buch findest du wissenschaftliche Erkenntnisse, praktische Strategien und Beispiele aus dem realen Leben, die speziell auf die Bedürfnisse von Menschen mit ADHS zugeschnitten sind. Dabei teile ich nicht nur meine eigenen Erfahrungen, sondern auch die Erfolgsgeschichten anderer Betroffener.

Ich hoffe, dass dieses Buch dir wertvolle Einblicke und Unterstützung bietet und dich inspiriert, deine Schlafgewohnheiten zu verändern und deine Lebensqualität zu verbessern. Ich wünsche dir viel Erfolg auf deiner Reise zu erholsamem Schlaf und mehr Energie für den Tag.

Herzliche Grüße,
dein Tobias Schrader

Dieses Buch widme ich:

• **meiner Frau** – die mich liebt so wie ich bin, mich immer unterstützt und an meiner Seite ist

• **meinem Sohn** – damit er später auch immer gut & erholsam schläft

• **Heinz** – der mich in meiner Jugend geprägt hat, mir viel auf den Weg gegeben hat und mich immer so akzeptiert hat, wie ich bin

• **Martin** – den ich Tag & Nacht um Rat fragen kann und eine Freundschaft durch dick & dünn

• **Rudy** – my dear friend who fulfilled more than one dream for me

• **Jeremie** – mein Hausarzt der mich durch die schwere Phase meiner Schlafstörung begleitet hat

• **Michael** – mein Sifu (Kung Fu Lehrer) und Wegbegleiter seit über einem Jahrzehnt

• **all die Menschen**, die ich auf meiner Reise in diesem Leben kennelernen durfte und mich begleitet haben – alle hier aufzulisten würde den Rahmen sprengen und ich würde sicherlich jemanden vergessen

1. Einleitung

1.1 Vorstellung des Themas (ADHS & Schlafstörungen)

Die Aufmerksamkeitsdefizit-/Hyperaktivitätsstörung (ADHS) ist eine neurobiologische Erkrankung, die Menschen jeden Alters betreffen kann. Menschen mit ADHS kämpfen oft mit Impulsivität, Hyperaktivität und Aufmerksamkeitsproblemen, die sich in verschiedenen Lebensbereichen auswirken können. Eines der häufigsten Probleme, die Menschen mit ADHS erleben, sind Schlafstörungen. Schlafstörungen können bei Erwachsenen mit ADHS zu einer Reihe von negativen Folgen führen, darunter verringerte Lebensqualität, reduzierte Arbeitsleistung und beeinträchtigte emotionale und körperliche Gesundheit.

1.2 Häufigkeit von Schlafstörungen bei Menschen mit ADHS

Schlafstörungen sind bei Menschen mit ADHS weit verbreitet. Studien zeigen, dass bis zu 70-80% der Erwachsenen mit ADHS von Schlafproblemen betroffen sind, im Vergleich zu etwa 10-30% der Allgemeinbevölkerung. Schlafstörungen können bei Menschen mit ADHS in verschiedenen Formen auftreten, wie z.B. Einschlafprobleme, Durchschlafprobleme, unruhiger Schlaf, verlängerte Wachphasen in der Nacht oder frühes Erwachen am Morgen.

1.3 Zielsetzung und Zielgruppe

Das Hauptziel dieses Buches ist es, Menschen mit ADHS und Schlafstörungen praktische, leicht umsetzbare Strategien und Tipps zur Verfügung zu stellen, um ihre Schlafqualität und Lebensqualität zu verbessern. Dieses Buch richtet sich speziell an Erwachsene mit ADHS, die unter Schlafstörungen leiden oder Schwierigkeiten haben, erholsamen Schlaf zu finden. Ebenso kann es für Fachleute, die Menschen mit ADHS betreuen, sowie für Angehörige und Freunde von Betroffenen hilfreich sein, um ein besseres Verständnis für die Probleme und Herausforderungen im Zusammenhang mit ADHS und Schlafstörungen zu erlangen.

In den folgenden Kapiteln werden wir die verschiedenen Aspekte von Schlafstörungen bei ADHS beleuchten, mögliche Ursachen und Zusammenhänge erörtern sowie praxisnahe Lösungen und Empfehlungen zur Verbesserung des Schlafes präsentieren.

2. Grundlagen

2.1 Definition von ADHS

ADHS, oder Aufmerksamkeitsdefizit-/Hyperaktivitätsstörung, ist eine neurobiologische Störung, die sich in der Regel im Kindesalter manifestiert und ein Leben lang fortbesteht. ADHS zeichnet sich durch anhaltende Muster von Unaufmerksamkeit, Hyperaktivität und/oder Impulsivität aus, die die normale Entwicklung und das tägliche Funktionieren beeinträchtigen können.

Es gibt **drei Haupttypen von ADHS**:

• ADHS, überwiegend **unaufmerksamer** Typ: Dieser Typ ist durch Schwierigkeiten bei der Aufmerksamkeitsregulation gekennzeichnet. Betroffene haben Probleme, sich auf Aufgaben zu konzentrieren, Details zu verarbeiten, Anweisungen zu befolgen und organisatorische Fähigkeiten anzuwenden. Sie neigen dazu, leicht abgelenkt zu sein und vergesslich zu wirken.

• ADHS, überwiegend **hyperaktiv-impulsiver** Typ: Bei diesem Typ stehen Hyperaktivität und Impulsivität im Vordergrund. Betroffene haben Schwierigkeiten, still zu sitzen, warten zu können und nicht ständig in Bewegung zu sein. Sie neigen dazu, impulsiv Entscheidungen zu treffen und handeln oft, ohne über die Konsequenzen nachzudenken.

• ADHS, **kombinierter Typ**: Dieser Typ kombiniert Symptome der Unaufmerksamkeit und der Hyperaktivität-Impulsivität. Betroffene haben sowohl Probleme mit der Aufmerksamkeitsregulation als auch mit der Impulskontrolle und Hyperaktivität.

Die genauen Ursachen von ADHS sind noch nicht vollständig verstanden, aber es wird angenommen, dass eine Kombination aus genetischen, biologischen und umweltbedingten Faktoren dazu beiträgt. Die Diagnose von ADHS basiert auf einer umfassenden klinischen Bewertung, die eine Anamnese, Verhaltensbeobachtungen und die Erfassung von Symptomen über verschiedene Umgebungen hinweg umfasst.

Die **Behandlung** von ADHS kann eine **Kombination** aus **medikamentöser Therapie**, **Verhaltenstherapie**, **Psychoedukation** und **Anpassungen** in der Umgebung und im Lebensstil beinhalten. Es ist wichtig, dass Betroffene, Familien und Betreuungspersonen eng zusammenarbeiten, um individuelle Strategien zur Bewältigung der Symptome zu entwickeln und ein optimales Umfeld für Wachstum und Erfolg zu schaffen.

In den folgenden Abschnitten werden wir die Definition von Schlafstörungen, den Zusammenhang zwischen ADHS und Schlafproblemen und die Häufigkeit von Schlafstörungen bei Menschen mit ADHS näher betrachten.

Anmerkung: Ich persönlich finde den Namen ADHS nicht passend, aus vielen, verschiedenen Gründen.

Wir Menschen mit ADHS haben so viele Stärken und am Ende keine Störung, sondern eine (Neuro-) Divergenz. Oft haben wir auch keine Störung der Aufmerksamkeit, sondern können unsere Aufmerksamkeit nicht willentlich steuern – ein Mensch mit ADHS im „Hyperfokus“ kann sich mehr konzentrieren, als ein Neurotypischer je können wird!

ADHS ist wie vieles im Leben Kontext abhängig!
In der richtigen Situation, dem richtigen Setting und im passenden Kontext ist ADHS eine Super-Power (z.B. in der Notfallmedizin oder anderen Krisen) – kann im falschen Kontext aber ein wahrer Fluch sein (z.B. Schule, Großraumbüro).

„Wo Licht ist, ist auch Schatten – und was besonders groß scheint, wirft auch große Schatten“

2.2 Definition von Schlafstörungen

Schlafstörungen sind gesundheitliche Probleme, die die Fähigkeit einer Person, gut und ausreichend zu schlafen, beeinträchtigen. Sie können sich auf die Schlafqualität, den Schlafbeginn, die Schlafdauer und das nächtliche Verhalten auswirken. Es gibt viele verschiedene Arten von Schlafstörungen, die verschiedene Aspekte des Schlafes betreffen.

Einige der häufigsten Schlafstörungen sind:

- **Insomnie**: Insomnie ist die am weitesten verbreitete Schlafstörung und bezieht sich auf Schwierigkeiten beim Einschlafen, Durchschlafen oder zu frühem Erwachen. Insomnie kann gelegentlich auftreten oder chronisch sein und das allgemeine Wohlbefinden, die Leistungsfähigkeit und die Lebensqualität beeinträchtigen.

- **Schlafapnoe**: Schlafapnoe ist eine potenziell ernste Schlafstörung, bei der die Atmung während des Schlafes wiederholt unterbrochen wird. Dies führt zu einer verminderten Sauerstoffversorgung des Körpers und zu häufigem Erwachen in der Nacht, was zu Tagesmüdigkeit und anderen gesundheitlichen Problemen führen kann.

- **Restless-Legs-Syndrom (RLS)**: RLS ist eine neurologische Störung, die durch unangenehme Empfindungen in den Beinen und einen unwiderstehlichen Drang gekennzeichnet ist, sie zu bewegen. Diese Symptome treten typischerweise in Ruhe oder beim Schlafen auf und können den Schlaf und die Entspannung beeinträchtigen.

- **Narkolepsie**: Narkolepsie ist eine seltene neurologische Störung, die durch übermäßige Schläfrigkeit am Tag und plötzliche Schlafattacken gekennzeichnet ist. Menschen mit Narkolepsie können auch Kataplexie (plötzlicher Verlust der Muskelspannung), Schlaflähmung und lebhafte Halluzinationen beim Einschlafen oder Aufwachen erleben.

Schlafstörungen können durch verschiedene Faktoren verursacht werden, einschließlich **biologischer**, **psychologischer** und **umweltbedingter Faktoren**. Die Behandlung von Schlafstörungen variiert je nach Art und Ursache der Störung, kann aber Medikamente, Verhaltenstherapie, Änderungen des Lebensstils und Umweltanpassungen umfassen.

Im nächsten Abschnitt werden wir den Zusammenhang zwischen ADHS und Schlafproblemen und die Häufigkeit von Schlafstörungen bei Menschen mit ADHS untersuchen.

2.3 Zusammenhang zwischen ADHS und Schlafproblemen

Schlafprobleme treten bei Menschen mit ADHS häufiger auf als bei Menschen ohne diese Störung. Schätzungen zufolge leiden 25-50% der Kinder und 75% der Erwachsenen mit ADHS unter Schlafstörungen. Diese Schlafprobleme können eine Vielzahl von Formen annehmen, einschließlich Einschlafschwierigkeiten, Durchschlafstörungen, verkürzter Schlafdauer und gestörter Schlafqualität

Der Zusammenhang zwischen ADHS und Schlafproblemen ist seit langem Gegenstand von **Forschung** und klinischen Beobachtungen. Viele Menschen mit ADHS leiden unter Schlafstörungen, und diese Probleme können die ADHS-Symptome und das allgemeine Wohlbefinden erheblich beeinträchtigen. Die genauen Mechanismen, die diesen Zusammenhang erklären, sind **noch nicht vollständig verstanden**, aber es gibt mehrere Theorien und Hypothesen, die weiter erforscht werden.

Einige der möglichen Erklärungen für den Zusammenhang zwischen ADHS und Schlafproblemen sind:

- **Gemeinsame neurobiologische Mechanismen**: Sowohl ADHS als auch Schlafstörungen können auf Störungen in den gleichen Gehirnregionen und Neurotransmittersystemen zurückzuführen sein, insbesondere auf das dopaminerge System, das sowohl bei der Aufmerksamkeitsregulation als auch bei der Schlaf-Wach-Regulation eine Rolle spielt.

- **Umwelt- und Lebensstilfaktoren**: Menschen mit ADHS können aufgrund ihrer Symptome und Verhaltensweisen anfälliger für Schlafprobleme sein. Zum Beispiel kann Hyperaktivität am Abend den Schlafbeginn verzögern, während Unaufmerksamkeit und Vergesslichkeit zu schlechten Schlafgewohnheiten führen können.

- **Komorbidität mit anderen Störungen**: ADHS tritt häufig zusammen mit anderen psychischen Störungen auf, die ebenfalls Schlafprobleme verursachen oder verschlimmern können, wie Angststörungen, Depressionen oder bipolare Störungen.

- **Medikamentöse Nebenwirkungen**: Einige Medikamente, die zur Behandlung von ADHS eingesetzt werden, insbesondere Stimulanzien, können Schlafstörungen als Nebenwirkung haben. Eine Anpassung der Dosierung oder des Zeitpunkts der Einnahme kann in solchen Fällen hilfreich sein.

Zusammenhang zwischen ADHS und Schlafproblemen

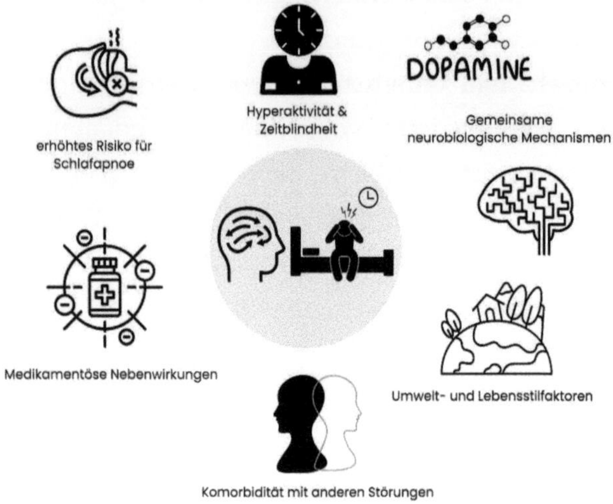

Teufelskreislauf ADHS & Schlafstörungen

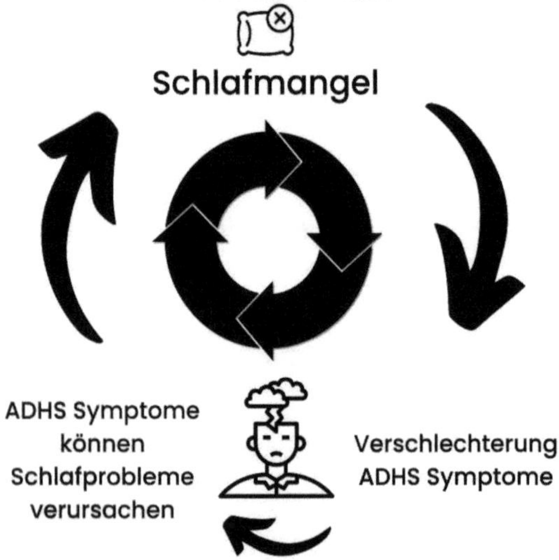

Unabhängig von der zugrunde liegenden Ursache ist es wichtig, **Schlafprobleme** bei Menschen mit ADHS zu **erkennen** und **angemessen zu behandeln**, da sie die ADHS-Symptome verschlimmern und die Lebensqualität beeinträchtigen können. Im nächsten Abschnitt werden wir uns mit der Häufigkeit von Schlafstörungen bei Menschen mit ADHS befassen und einige spezifische Schlafprobleme diskutieren, die bei dieser Bevölkerungsgruppe häufig auftreten.

2.4 Schlafphysiologie und Schlafphasen

2.4.1 Schlafphasen

Um die Schlafprobleme von Menschen mit ADHS besser zu verstehen, ist es hilfreich, die grundlegende Schlafphysiologie und die verschiedenen **Schlafphasen** zu kennen. Schlaf ist ein **komplexer und essentieller biologischer Prozess**, der dem Körper und dem Gehirn ermöglicht, sich von den Anstrengungen des Tages zu erholen, Informationen zu verarbeiten und neue Erinnerungen zu speichern.

Der Schlaf teilt sich in zwei Haupttypen auf: **Nicht-REM-Schlaf (NREM)** und **REM-Schlaf (Rapid Eye Movement)**. Diese beiden Schlafarten wechseln sich im Laufe der Nacht in einem **Zyklus** ab, der etwa **90-120 Minuten** dauert und sich mehrmals pro Nacht wiederholt.

NREM-Schlaf:

Der NREM-Schlaf besteht aus **vier Stadien**, die unterschiedliche Tiefen des Schlafes repräsentieren:

- **Stadium 1**: Dies ist die leichteste Schlafphase und der **Übergang vom Wachzustand zum Schlaf**. Sie dauert nur wenige Minuten und ist gekennzeichnet durch langsame Augenbewegungen und leichtes Muskelzucken.

• **Stadium 2**: In diesem Stadium **verlangsamen sich Herzfrequenz und Atmung**, und die Körpertemperatur sinkt leicht. Die Muskeln entspannen sich weiter, und die Gehirnwellen werden langsamer. Stadium 2 macht etwa 40-60% des Gesamtschlafes aus.

• **Stadium 3 und 4**: Diese Stadien werden als Tiefschlaf oder **Slow-Wave-Sleep (SWS)** bezeichnet. In diesem Schlafzustand sind die Gehirnwellen sehr langsam, und es ist schwierig, jemanden aufzuwecken. **Tiefschlaf** ist **wichtig** für die körperliche **Erholung**, das **Immunsystem** und das **Wachstum**.

REM-Schlaf:

REM-Schlaf ist die Phase, in der lebhafte **Träume** auftreten. Während des REM-Schlafs sind die **Augen** schnell in verschiedene Richtungen bewegend (daher der Name), und die **Muskeln** sind **fast vollständig gelähmt**. REM-Schlaf spielt eine wichtige Rolle bei der **Gedächtniskonsolidierung** und der **emotionalen Verarbeitung**.

Schlafphasen

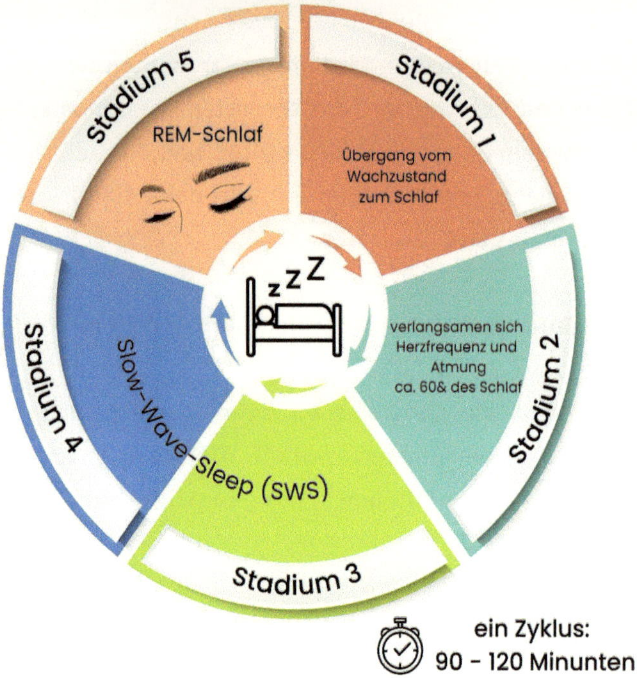

Ein vollständiger Schlafzyklus dauert **etwa 1,5 Stunden**.

ⓘ **Tipp**: Es ist empfehlenswert, die Schlafenszeit so zu planen, dass man nicht in einer Tiefschlafphase geweckt wird. Das kann dazu beitragen, morgens erfrischt und ausgeruht aufzuwachen.

Wenn man morgens um 06:30 Uhr aufstehen möchte und ein Schlafzyklus etwa 1,5 Stunden dauert, sollte man versuchen, eine Anzahl von Schlafzyklen zu erreichen, die zu einer Gesamtschlafzeit von etwa 7,5 bis 9 Stunden führt. Die meisten Menschen benötigen zwischen 5 und 6 Schlafzyklen pro Nacht, um sich ausgeruht zu fühlen.

Ein Beispiel:

Angenommen, du benötigst 5 Schlafzyklen (5 x 1,5 Stunden = 7,5 Stunden Schlaf) und möchtest zusätzlich 20 Minuten für die Einschlafzeit einplanen.

1. Multipliziere die Anzahl der Schlafzyklen mit der Zyklusdauer: 5 Zyklen x 1,5 Stunden = 7,5 Stunden.

2. Addiere die Einschlafzeit:
7,5 Stunden + 0,33 Stunden (20 Minuten) = 7,83 Stunden.

3. Ziehe diese Zeit von deiner gewünschten Aufstehzeit ab: 6,30 Uhr - 7,83 Stunden = 22,47 Uhr (oder 22:28 Uhr).

In diesem Beispiel solltest du um etwa 22:28 Uhr ins Bett gehen, um 5 Schlafzyklen zu ermöglichen und um 06:30 Uhr ausgeruht aufzustehen. Beachte jedoch, dass die optimale Schlafzeit und die Anzahl der Schlafzyklen individuell variieren können. Du solltest dein eigenes Schlafbedürfnis im Laufe der Zeit beobachten und anpassen.

Menschen mit ADHS können Schwierigkeiten haben, die verschiedenen Schlafphasen effektiv zu durchlaufen, was zu Schlafstörungen und einer verringerten Schlafqualität führen kann. Eine gründliche Untersuchung der Schlafphysiologie und der verschiedenen Schlafphasen kann dazu beitragen, diese Probleme besser zu verstehen und geeignete Behandlungsansätze zu entwickeln.

Übrigens: In der Vergangenheit hatten Menschen unterschiedliche Schlafgewohnheiten als heute. Im Mittelalter und bis in die Frühe Neuzeit hinein gab es ein Schlafmuster, das als "**zweiphasiger Schlaf**" oder "**biphasischer Schlaf**" bezeichnet wird.

Anstatt acht zusammenhängende Stunden Schlaf zu haben, wie es heute üblich ist, schliefen die Menschen damals in zwei getrennten Phasen. Sie gingen nach Sonnenuntergang ins Bett und schliefen für etwa vier Stunden. Dann wachten sie für ein oder zwei Stunden auf und nutzten diese Zeit für Aktivitäten wie Lesen, Beten, meditieren oder sogar Besuche bei den Nachbarn. Nach dieser Wachphase gingen sie zurück ins Bett und schliefen für weitere vier Stunden.

Der zweiphasige Schlaf war im Mittelalter und in der Frühen Neuzeit weit verbreitet und galt als normal. Es gibt sogar Hinweise darauf, dass dieser Schlafzyklus für den Menschen natürlicher sein könnte als der heute übliche achtstündige Schlaf. Erst mit der zunehmenden Industrialisierung und der Einführung künstlicher Beleuchtung wurden die Menschen dazu verleitet, länger wach zu bleiben und später ins Bett zu gehen, was zur Entwicklung des modernen einphasigen Schlafmusters führte.

2.4.2 Der hormonelle Aspekt

Schlaf spielt eine entscheidende Rolle für unsere körperliche und geistige Gesundheit, und ein wichtiger Teil der Schlafphysiologie sind die hormonellen Prozesse, die während der verschiedenen Schlafphasen stattfinden. Hormone sind **chemische Botenstoffe**, die von Drüsen im endokrinen System produziert und ins **Blut** abgegeben werden. Sie beeinflussen zahlreiche Körperfunktionen, einschließlich Wachstum, Stoffwechsel, Fortpflanzung und Stressreaktionen. Im Folgenden werden die hormonellen Aspekte der Schlafphysiologie und die verschiedenen Schlafphasen erläutert.

• **Melatonin**
Melatonin, oft als „**Schlafhormon**" bezeichnet, ist ein Hormon, das von der Zirbeldrüse im Gehirn produziert wird. Es spielt eine entscheidende Rolle bei der Regulierung des **Schlaf-Wach-Zyklus**, indem es unserer **inneren biologischen Uhr**, den circadianen Rhythmus, steuert. Die Melatoninproduktion steigt in der Nacht und sinkt während des Tages, wodurch unser Körper auf Schlaf und Wachheit vorbereitet wird. **Licht**, insbesondere das **blaue Licht von Bildschirmen** und künstlicher Beleuchtung, kann die Melatoninproduktion unterdrücken und so den Schlaf-Wach-Zyklus beeinträchtigen.

• **Cortisol**

Cortisol ist ein Steroidhormon, das in der Nebennierenrinde produziert wird und eine wichtige Rolle bei der **Stressreaktion** des Körpers spielt. Die Cortisolkonzentration folgt einem circadianen Rhythmus, wobei die höchsten Werte morgens und die **niedrigsten Werte in der Nacht auftreten**. Ein ausgewogener Cortisolspiegel ist für einen erholsamen Schlaf wichtig, da hohe Cortisolspiegel in der Nacht zu Schlafstörungen führen können.

• **Wachstumshormon**

Das Wachstumshormon (somatotropes Hormon) wird von der Hypophyse, einer Drüse am Boden des Gehirns, produziert. Es ist für das **Zellwachstum** und die Zellregeneration verantwortlich und wird hauptsächlich während des **Tiefschlafs (Slow-Wave-Sleep, SWS)** ausgeschüttet. Ein ausreichender Tiefschlaf ist für die Produktion von Wachstumshormon und damit für die körperliche Regeneration und das Wachstum essenziell.

• **Prolaktin**

Prolaktin ist ein Hormon, das von der Hypophyse produziert wird und bei Frauen für die **Milchproduktion** verantwortlich ist. Es hat auch eine entspannende Wirkung auf den Körper. Während des Schlafs steigt der Prolaktinspiegel an, was zur Entspannung und Erholung beiträgt.

• **Leptin und Ghrelin**

Leptin und Ghrelin sind zwei Hormone, die den **Appetit** und das **Sättigungsgefühl** regulieren. Leptin, das von Fettzellen produziert wird, signalisiert dem Gehirn, dass der Körper satt ist und keine weitere Nahrungsaufnahme benötigt, während Ghrelin, das hauptsächlich im Magen produziert wird, das Hungergefühl fördert. **Schlafmangel** kann das **Gleichgewicht dieser beiden Hormone stören**, was zu einem erhöhten Appetit und einer gesteigerten Kalorienaufnahme führen kann. Daher ist ausreichender Schlaf für die Aufrechterhaltung eines gesunden Körpergewichts und die Vermeidung von **Übergewicht** von entscheidender Bedeutung.

• **Oxytocin**

Oxytocin, oft als „**Kuschelhormon**" bezeichnet, ist ein Peptidhormon, das im Hypothalamus produziert wird und eine wichtige Rolle bei sozialen **Bindungen, Vertrauen, Empathie** und **Entspannung** spielt. Während des Schlafs steigt der Oxytocinspiegel, was zur Entspannung und Erholung beiträgt. Positive soziale Interaktionen, wie **Umarmungen** und **körperlicher Kontakt**, können ebenfalls die Freisetzung von Oxytocin fördern und somit die Schlafqualität verbessern.

Zusammenfassend spielen Hormone eine wichtige Rolle bei der Schlafphysiologie und den verschiedenen Schlafphasen. Die Produktion und Freisetzung dieser Hormone folgen einem circadianen Rhythmus und sind für die Regulierung von Schlaf, Wachheit und verschiedenen Körperfunktionen verantwortlich. Ausreichender und qualitativ hochwertiger Schlaf ist entscheidend für die Aufrechterhaltung eines gesunden hormonellen Gleichgewichts, das wiederum eine Vielzahl von gesundheitlichen Vorteilen bietet. Indem wir unsere Schlafumgebung, Schlafhygiene und Lebensgewohnheiten verbessern, können wir die hormonelle Balance fördern und somit unsere allgemeine Gesundheit und Lebensqualität verbessern.

Einige Hormone brauchen auch die passenden Nährstoffe – mehr dazu im Kapitel „Nahrungsergänzungsmittel“.

2.4.3 Verschiedene Schlaftypen: Lerchen, Mischtyp und Eulen

Jeder Mensch hat eine individuelle innere Uhr, die seinen natürlichen Schlafrhythmus und seine bevorzugten Wachzeiten bestimmt. Diese innere Uhr ist von genetischen Faktoren beeinflusst und kann in drei Hauptkategorien von Schlaftypen eingeteilt werden: Lerchen, Mischtypen und Eulen.

- **Lerchen (Morgentyp)**: Lerchen sind Frühaufsteher und fühlen sich morgens am aktivsten und wachsten. Sie haben in der Regel keine Probleme, früh aufzustehen, und sind oft schon in den frühen Morgenstunden produktiv. Am Abend fühlen sie sich jedoch früher müde und neigen dazu, früher ins Bett zu gehen. Lerchen sind häufig gut angepasst an traditionelle Arbeitszeiten und Schulzeiten, die einen frühen Start erfordern.

- **Mischtyp**: Der Mischtyp ist der am häufigsten vorkommende Schlaftyp und liegt zwischen Lerche und Eule. Menschen dieses Typs haben eine gewisse Flexibilität in Bezug auf ihre Schlaf- und Wachzeiten, was es ihnen ermöglicht, sich sowohl an frühe als auch an späte Startzeiten anzupassen. Sie haben jedoch auch Präferenzen, die eher in Richtung Lerche oder Eule tendieren, ohne dabei vollständig einem der beiden Extreme zuzuordnen.

- **Eulen (Abendtyp)**: Eulen sind Nachtmenschen, die am späten Abend und in der Nacht am aktivsten und wachsten sind. Sie haben Schwierigkeiten, früh aufzustehen, und bevorzugen es, länger wach zu bleiben und später ins Bett zu gehen. Eulen können sich oft schwer an traditionelle Arbeits- und Schulzeiten anpassen, da ihre innere Uhr einen späteren Start bevorzugt.

Es ist wichtig, den eigenen Schlaftyp zu kennen, um ein besseres Verständnis für die persönlichen Schlafbedürfnisse zu entwickeln und die Schlafqualität zu verbessern. Indem man seine natürlichen Schlaf- und Wachzeiten berücksichtigt, kann man einen Schlafplan erstellen, der auf den individuellen Bedürfnissen basiert und zu einer erholsameren Nachtruhe beiträgt. Besonders für Menschen mit ADHS kann das Verständnis des eigenen Schlaftyps dabei helfen, den Alltag besser zu strukturieren und den Schlaf positiv zu beeinflussen.

2.5.1 Arten von Schlafproblemen bei ADHS

Einige der häufigsten Schlafprobleme, die bei Menschen mit ADHS auftreten, sind:

- **Einschlafschwierigkeiten**: Schwierigkeiten beim Einschlafen können durch die anhaltende geistige und körperliche Aktivität bei Menschen mit ADHS verursacht werden. Eine erhöhte Ablenkbarkeit und Probleme bei der Regulation von Gedanken und Emotionen können ebenfalls zu Einschlafschwierigkeiten führen.

- **Schlafunterbrechungen**: Menschen mit ADHS können häufiger aufwachen oder unruhig schlafen. Diese Schlafunterbrechungen können aufgrund von nächtlichen Aktivitäten, Albträumen oder nächtlichen Atemproblemen auftreten.

- **Verzögerte Schlafphasenstörung**: Einige Menschen mit ADHS haben einen verschobenen Schlafrhythmus, bei dem sie später einschlafen und später aufwachen als üblich. Dies kann auf eine veränderte Melatoninfreisetzung zurückzuführen sein, die den natürlichen Schlaf-Wach-Zyklus beeinflusst.

- **Restless-Legs-Syndrom (RLS)**: RLS ist eine neurologische Störung, die bei Menschen mit ADHS häufiger auftritt. Es verursacht ein unangenehmes Kribbeln oder Ziehen in den Beinen, das den Schlaf stören kann.

2.5.2 Auswirkungen von Schlafproblemen auf ADHS-Symptome

Schlafprobleme können die Symptome von ADHS verschlimmern, da sie zu verminderter Aufmerksamkeit, erhöhter Impulsivität und schlechterer emotionaler Regulation führen können. Unzureichender Schlaf kann auch das Lern- und Gedächtnisvermögen beeinträchtigen und die Lebensqualität insgesamt verringern.

Es entsteht häufig ein Teufelskreis.

Teufelskreis aus Schlafstörungen und Gedankenkreisen

Schlafstörungen und Gedankenkreisen können einen Teufelskreis bilden, der sich negativ auf die Schlafqualität und das allgemeine Wohlbefinden auswirkt. Hier ist eine Beschreibung, wie dieser Teufelskreis häufig funktioniert:

- **Schlafprobleme**: Menschen mit Schlafstörungen haben Schwierigkeiten, einzuschlafen oder durchzuschlafen, oder sie wachen zu früh auf. Dadurch sind sie während des Tages müde und unkonzentriert.

- **Gedankenkreisen**: Die Schlafprobleme können dazu führen, dass sich die betroffene Person Sorgen um den Schlaf und andere Aspekte ihres Lebens macht. Dies kann zu ruminierenden Gedanken, Ängsten und negativen Emotionen führen, die den Schlaf weiter beeinträchtigen.

• **Stressreaktion**: Die Sorgen und Ängste können eine Stressreaktion im Körper auslösen, die das Einschlafen und Durchschlafen erschwert. Stresshormone wie Cortisol können im Körper freigesetzt werden und den Schlaf-Wach-Rhythmus stören.

• **Schlechte Schlafgewohnheiten**: Um mit dem Schlafmangel fertig zu werden, können Menschen mit Schlafstörungen schlechte Schlafgewohnheiten entwickeln, wie z.B. tagsüber lange Schlafen, zu spät ins Bett zu gehen oder Alkohol oder Medikamente zur Beruhigung zu konsumieren. Diese Gewohnheiten können den Schlaf weiter verschlechtern.

• **Fortsetzung des Teufelskreises**: Die anhaltenden Schlafprobleme und Gedankenkreisen verstärken sich gegenseitig, und die Person gerät in einen Teufelskreis, der die Schlafqualität weiter beeinträchtigt und das allgemeine Wohlbefinden verschlechtert.

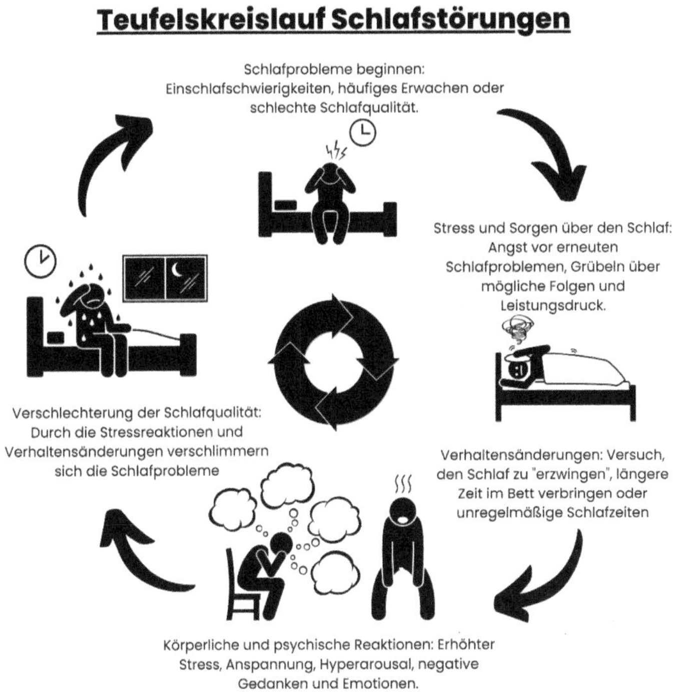

Es ist wichtig, diesen Teufelskreis zu erkennen und Strategien zu entwickeln, um sowohl die Schlafstörungen als auch die Gedankenkreisen zu bewältigen. Dazu können Entspannungstechniken, kognitive Verhaltenstherapie, Änderungen der Schlafgewohnheiten und gegebenenfalls medikamentöse Behandlung gehören.

3. Ursachen von Schlafstörungen bei Menschen mit ADHS

3.1 Biologische Faktoren

3.1.1 **Neurotransmitter-Imbalance**

ADHS ist gekennzeichnet durch eine Imbalance der Neurotransmitter Dopamin und Noradrenalin im Gehirn, die sowohl für die Aufmerksamkeitsregulation als auch für die Schlaf-Wach-Regulation verantwortlich sind. Eine verminderte Aktivität dieser Neurotransmitter kann zu Problemen beim Ein- und Durchschlafen führen.

3.1.2 **Melatonin-Produktion**

Melatonin ist ein Hormon, das für die Regulierung des Schlaf-Wach-Rhythmus verantwortlich ist. Bei Menschen mit ADHS kann es zu einer verzögerten Melatonin-Produktion kommen, die das Einschlafen erschwert und den Schlafzyklus beeinträchtigt.

3.1.3 **Genetische Faktoren**

Studien haben gezeigt, dass es genetische Zusammenhänge zwischen ADHS und Schlafstörungen gibt. Bestimmte Gene, die für die Regulierung der inneren Uhr und des Schlaf-Wach-Rhythmus verantwortlich sind, können bei ADHS-Betroffenen verändert sein, was zu Schlafproblemen führen kann.

3.1.4 **Circadiane Rhythmusstörungen**

Menschen mit ADHS haben häufiger circadiane Rhythmusstörungen, bei denen die innere Uhr des Körpers nicht mit dem 24-Stunden-Tag synchronisiert ist. Dies kann zu Schlafstörungen wie der verzögerten Schlafphasenstörung führen, bei der der Schlafrhythmus um mehrere Stunden nach hinten verschoben ist und das Einschlafen und Aufwachen erschwert wird.

3.1.5 **Schlafapnoe und Atemstörungen**

ADHS-Betroffene haben ein erhöhtes Risiko für Schlafapnoe und andere schlafbezogene Atemstörungen. Diese Störungen können die Schlafqualität beeinträchtigen und zu nächtlichen Erwachensreaktionen führen, die das Durchschlafen erschweren.

Im nächsten Abschnitt werden wir uns psychosoziale Faktoren ansehen, die zu Schlafstörungen bei Menschen mit ADHS beitragen können.

3.2 Psychologische Faktoren

Neben biologischen Faktoren tragen auch psychologische Faktoren zu Schlafproblemen bei Menschen mit ADHS bei. Zu diesen Faktoren gehören:

3.2.1 **Ängste und Sorgen:**

Menschen mit ADHS haben häufig Probleme, ihre Gedanken abzuschalten, was zu erhöhter Aktivität und Unruhe in der Nacht führen kann. Ihre Ängste und Sorgen können es ihnen schwer machen, zur Ruhe zu kommen und einzuschlafen.

3.2.2 **Aufmerksamkeits- und Impulsivitätsprobleme:**

Die Schwierigkeiten bei der Aufmerksamkeitsregulation und Impulskontrolle, die bei ADHS auftreten, können sich auch auf den Schlaf auswirken. Die Unfähigkeit, sich auf das Einschlafen zu konzentrieren und impulsives Verhalten zu kontrollieren, kann zu nächtlicher Unruhe und Schlafunterbrechungen führen.

3.2.3 **Schlafhygiene und Schlafgewohnheiten:**

Menschen mit ADHS können Schwierigkeiten haben, eine regelmäßige Schlafenszeit einzuhalten und angemessene Schlafgewohnheiten zu pflegen. Dazu gehört auch, dass sie möglicherweise ungesunde Verhaltensweisen entwickeln, wie z. B. den Gebrauch von elektronischen Geräten vor dem Schlafengehen oder den Verzehr koffeinhaltiger Getränke am Abend.

3.2.4 **Komorbide psychische Störungen:**

Viele Menschen mit ADHS leiden auch unter anderen psychischen Störungen wie Depressionen, Angststörungen oder Zwangsstörungen. Diese Störungen können ihrerseits zu Schlafstörungen beitragen, wodurch die Schlafqualität von Menschen mit ADHS weiter beeinträchtigt wird.

3.2.5 **Stress:**

Stress kann ebenfalls eine wichtige Rolle bei Schlafproblemen spielen. Menschen mit ADHS sind oft empfindlicher gegenüber Stress und haben Schwierigkeiten, mit stressigen Situationen umzugehen.

Stresssysteme und zirkadianer Rhythmus spielen eine entscheidende Rolle für unsere Gesundheit und unser Wohlbefinden. Bei Menschen mit ADHS kann chronischer Stress, der durch ähnliche Neurotransmitterverschiebungen vermittelt wird wie ADHS selbst, häufig zu einer Störung des zirkadianen Systems führen.

Der zirkadiane Rhythmus ist unser innerer biologischer Taktgeber, der unseren Schlaf-Wach-Zyklus und andere physiologische Prozesse steuert. Er synchronisiert sich normalerweise mit den täglichen Umweltlichtveränderungen und sorgt dafür, dass unser Körper in einem 24-Stunden-Zyklus funktioniert.

Chronischer Stress kann jedoch die Funktionsweise dieses Rhythmus stören, indem er die Produktion und Freisetzung verschiedener Hormone und Neurotransmitter beeinflusst. Dazu gehören Stresshormone wie Cortisol und Adrenalin, die in Stresssituationen freigesetzt werden, sowie Schlaf- und Wachhormone wie Melatonin und Serotonin.

Bei Menschen mit ADHS ist das Stresssystem oft überaktiviert, was die Regulation des zirkadianen Rhythmus weiter beeinträchtigen kann. Dies kann zu Schlafproblemen, Tagesmüdigkeit, Stimmungsschwankungen und anderen gesundheitlichen Beschwerden führen.

Um die Auswirkungen von Stress auf den zirkadianen Rhythmus zu reduzieren, ist es wichtig, effektive Strategien zur Stressbewältigung zu entwickeln und umzusetzen.

3.2.6 **Neurodivergentes Burnout und Schlafstörungen**

Das neurodivergente Burnout ist ein Zustand, der bei Menschen mit ADHS, Autismus und anderen neurodivergenten Zuständen häufig auftritt. Es ist gekennzeichnet durch eine Erschöpfung der mentalen und emotionalen Ressourcen, die oft mit anhaltendem Stress, Anpassungsschwierigkeiten oder übermäßiger Anstrengung verbunden ist. Schlafstörungen sind häufig mit neurodivergentem Burnout assoziiert, da die Betroffenen Schwierigkeiten haben, sich zu entspannen, zur Ruhe zu kommen und neue Energie zu tanken.

Eine umfassende Behandlung von Schlafstörungen bei Menschen mit ADHS sollte sowohl biologische als auch psychologische Faktoren berücksichtigen. Es ist wichtig, auf individueller Ebene anzusetzen und sowohl die ADHS-Symptome als auch die psychologischen Faktoren, die zu Schlafproblemen beitragen, anzugehen.

3.3 Umweltfaktoren

Zusätzlich zu biologischen und psychologischen Faktoren können Umweltfaktoren ebenfalls eine Rolle bei Schlafstörungen bei Menschen mit ADHS spielen. Einige dieser Faktoren sind:

3.3.1 **Lärm und Licht:**

Eine zu laute oder zu helle Schlafumgebung kann das Einschlafen und Durchschlafen erschweren. Menschen mit ADHS sind möglicherweise empfindlicher gegenüber Umweltreizen wie Lärm und Licht, was ihre Schlafqualität beeinträchtigen kann.

ⓘ **Tipp 1**: es gibt spezielle „Ohrstöpsel" die den Schall reduzieren, man aber seinen Wecker noch hört. Ich empfehle die Marke **„loop earplugs"** – du findest sie unter:

adhs-training.net/loopearplugs

ⓘ **Tipp 2**: beim Optiker gibt kann man sich spezielle **Blau-Filter Brillen** anfertigen lassen. Auch viele moderne Geräte bieten eine Blaulicht-Filter Funktion für den Abend. Am besten sind Graustufen ca. 1,5h vor dem Schlafen gehen, da diese „langweiliger" wirken und es dadurch leichter fallen kann, dass Handy beiseite zu legen.

3.3.2 **Schlafumgebung und Bett:**

Eine unbequeme Schlafumgebung, wie z. B. eine schlechte Matratze oder unangenehme Temperaturen im Schlafzimmer, kann dazu führen, dass es für Menschen mit ADHS schwerer ist, gut zu schlafen. Es ist wichtig, darauf zu achten, dass die Schlafumgebung so angenehm wie möglich gestaltet ist, um die Schlafqualität zu verbessern.

ⓘ **Tipp**: Viele ADHS Betroffene berichten über gute Erfahrungen mit **Gewichtsdecken** mit ca. 1/10 des Körpergewichtes.
Achtung bei Kindern! Diese müssen sich jederzeit selbst aufdecken können!

3.3.3 **Familien- und Lebensumstände:**

Familien- und Lebensumstände können ebenfalls Einfluss auf den Schlaf von Menschen mit ADHS haben. Zum Beispiel kann ein unregelmäßiger Tagesablauf oder eine hohe familiäre Belastung den Schlaf beeinträchtigen. Darüber hinaus können Schichtarbeit oder lange Arbeitszeiten den Schlaf-Wach-Rhythmus stören und zu Schlafproblemen führen.

3.3.4 **Ernährung:**

Die Ernährung kann auch einen Einfluss auf den Schlaf haben. Eine unausgewogene Ernährung, insbesondere der Verzehr von schwer verdaulichen oder koffeinhaltigen Lebensmitteln und Getränken, kann den Schlaf beeinträchtigen.

ⓘ **Tipp**: neben einer **proteinreichen Ernährung**, kann es auch sinnvoll sein gewisse Vitamine, Mineralstoffe & Aminosäuren zu **supplementieren**.

Mehr dazu im Kapitel „Behandlungsmöglichkeiten"

Um die Schlafqualität bei Menschen mit ADHS zu verbessern, ist es wichtig, sowohl die biologischen, psychologischen als auch die Umweltfaktoren zu berücksichtigen. Eine individuelle Herangehensweise, die auf die spezifischen Bedürfnisse und Probleme des Einzelnen eingeht, kann dazu beitragen, Schlafstörungen effektiv zu behandeln und die Lebensqualität von Menschen mit ADHS zu erhöhen.

4. Folgen von Schlafstörungen bei Menschen mit ADHS

4.1 Auswirkungen auf die Gesundheit

Schlafstörungen bei Menschen mit ADHS können eine Reihe von negativen Auswirkungen auf die Gesundheit haben. Einige der wichtigsten gesundheitlichen Folgen sind:

4.1.1 **Verschlimmerung der ADHS-Symptome**:

Unzureichender Schlaf kann dazu führen, dass die Kernsymptome von ADHS, wie Unaufmerksamkeit, Hyperaktivität und Impulsivität, stärker ausgeprägt sind. Dies kann wiederum die Leistungsfähigkeit in der Schule, am Arbeitsplatz und in sozialen Situationen beeinträchtigen.

4.1.2 **Erhöhtes Risiko für körperliche Gesundheitsprobleme**:

Menschen mit ADHS und Schlafstörungen haben ein erhöhtes Risiko für verschiedene körperliche Gesundheitsprobleme, darunter Übergewicht, Diabetes, Herz-Kreislauf-Erkrankungen und ein geschwächtes Immunsystem.

4.1.3 **Psychische Gesundheit**:

Schlafstörungen können auch zu psychischen Gesundheitsproblemen beitragen, wie Angststörungen, Depressionen und Stimmungsschwankungen. Dies kann die Lebensqualität und das allgemeine Wohlbefinden von Menschen mit ADHS weiter beeinträchtigen.

4.1.4 **Kognitive Fähigkeiten**:

Schlafmangel kann die kognitiven Fähigkeiten beeinträchtigen, einschließlich Gedächtnis, Aufmerksamkeit, Problemlösung und Entscheidungsfindung. Dies kann die Fähigkeit von Menschen mit ADHS, effektiv zu lernen und Aufgaben zu bewältigen, zusätzlich erschweren.

4.1.5 **Schlafbezogene Atemstörungen:**

Menschen mit ADHS haben ein erhöhtes Risiko für schlafbezogene Atemstörungen wie Schlafapnoe und Schnarchen, was zu weiteren gesundheitlichen Problemen führen kann, einschließlich Tagesmüdigkeit, Bluthochdruck und Herzproblemen.

4.2 Auswirkungen auf die Lebensqualität

Schlafstörungen können die Lebensqualität von Menschen mit ADHS erheblich beeinträchtigen. Hier sind einige der Hauptbereiche, in denen sich Schlafprobleme auf das Leben von Betroffenen auswirken können:

4.2.1 **Emotionale und soziale Funktion:**

Schlafstörungen können dazu führen, dass Menschen mit ADHS gereizter, ängstlicher und emotional labiler werden, was wiederum ihre sozialen Interaktionen und Beziehungen beeinträchtigen kann.

4.2.2 **Schulleistung und Arbeitsleistung:**

Schlafprobleme können die kognitiven Fähigkeiten von Menschen mit ADHS beeinträchtigen, was zu Problemen bei der Schulleistung und Arbeitsleistung führen kann. Schwierigkeiten beim Aufmerksambleiben und Konzentrieren, sowie verminderte Problemlösungsfähigkeiten, können sowohl im Bildungsbereich als auch im Beruf zu Herausforderungen führen.

4.2.3 **Selbstwertgefühl und Lebenszufriedenheit:**

Menschen mit ADHS und Schlafproblemen können sich frustriert und unzufrieden mit ihrem Leben fühlen, was ihr Selbstwertgefühl und ihre Lebenszufriedenheit beeinträchtigen kann.

4.2.4 **Koexistierende psychische Probleme**:

Schlafstörungen können das Risiko für die Entwicklung von koexistierenden psychischen Problemen wie Angststörungen, Depressionen oder Substanzmissbrauch erhöhen.

4.3 Auswirkungen auf die Leistungsfähigkeit und soziale Beziehungen

Die Schlafstörungen, die bei Menschen mit ADHS auftreten, können auch erhebliche Auswirkungen auf die Leistungsfähigkeit und soziale Beziehungen haben. Hier sind einige Bereiche, in denen sich dies manifestieren kann:

4.3.1 **Schulleistung und Arbeitsleistung**

Schlafprobleme können dazu führen, dass Betroffene Schwierigkeiten haben, sich auf Aufgaben zu konzentrieren, schnell ermüden und ihre Produktivität verringert ist. Dies kann zu schlechteren Schulleistungen oder Problemen bei der Arbeit führen. Menschen mit ADHS, die an Schlafstörungen leiden, könnten auch häufiger verspätet oder unentschuldigt abwesend sein.

4.3.2 **Emotionale Regulation**

Schlafmangel kann die Fähigkeit zur emotionalen Regulation beeinträchtigen, was bedeutet, dass Menschen mit ADHS und Schlafstörungen möglicherweise Schwierigkeiten haben, ihre Emotionen angemessen auszudrücken und zu verarbeiten. Dies kann zu impulsivem Verhalten, Wutausbrüchen und Stimmungsschwankungen führen.

4.3.3 **Soziale Beziehungen**

Die Kombination aus ADHS und Schlafstörungen kann dazu führen, dass Betroffene Schwierigkeiten haben, stabile soziale Beziehungen aufzubauen und aufrechtzuerhalten. Die eingeschränkte Fähigkeit zur emotionalen Regulation und die damit einhergehenden Stimmungsschwankungen können zu Konflikten in Freundschaften und romantischen Beziehungen führen. Darüber hinaus kann die verminderte Leistungsfähigkeit in Schule und Beruf das Selbstwertgefühl beeinträchtigen und das Gefühl der Isolation verschärfen.

5. Diagnostik von Schlafstörungen bei Menschen mit ADHS

5.1 Anamnese und Fragebögen

Die Anamnese ist ein wichtiger Bestandteil der Diagnostik von Schlafstörungen bei Menschen mit ADHS. Sie hilft dem behandelnden Arzt oder Therapeuten, ein besseres Verständnis für die individuellen Schlafprobleme und -muster des Patienten zu gewinnen. Die Anamnese beinhaltet Fragen zur Schlafqualität, Schlafhygiene, Schlafumgebung und möglichen Stressfaktoren.

Fragebögen können ebenfalls eine nützliche Methode zur Erfassung von Schlafproblemen bei Menschen mit ADHS sein. Es gibt mehrere standardisierte Fragebögen, die entwickelt wurden, um verschiedene Aspekte der Schlafqualität und -quantität zu messen. Einige der am häufigsten verwendeten Fragebögen sind:

- **Pittsburgh Sleep Quality Index (PSQI)**: Dieser Fragebogen bewertet die Schlafqualität und -störungen innerhalb des letzten Monats. Er erfasst sieben Komponenten, darunter Schlafqualität, Schlafdauer, Schlafeffizienz, Einschlafstörungen, Schlafstörungen, Verwendung von Schlafmedikamenten und Tagesmüdigkeit.

- **Epworth Sleepiness Scale (ESS)**: Die ESS ist ein Fragebogen, der entwickelt wurde, um die Tagesschläfrigkeit einer Person zu messen. Er fragt nach der Wahrscheinlichkeit, in acht verschiedenen Alltagssituationen einzuschlafen.

- **Insomnia Severity Index (ISI)**: Dieser Fragebogen bewertet die Schwere von Ein- und Durchschlafstörungen, die Auswirkungen auf die Lebensqualität und die Zufriedenheit mit dem Schlaf.

Diese Fragebögen können den behandelnden Fachleuten helfen, die Art und Schwere der Schlafprobleme bei Menschen mit ADHS besser zu verstehen und geeignete Behandlungsstrategien zu entwickeln.

5.2 Schlaftagebuch

Ein Schlaftagebuch ist ein wichtiges Instrument bei der Diagnostik von Schlafstörungen bei Menschen mit ADHS. Es hilft dabei, Schlafmuster und Schlafgewohnheiten zu identifizieren, die möglicherweise zu Schlafproblemen beitragen. Ein Schlaftagebuch kann auch dabei helfen, die Wirksamkeit von Therapieansätzen zur Verbesserung des Schlafs zu überwachen und anzupassen.

In der Regel führt die betroffene Person das Schlaftagebuch

über einen Zeitraum von zwei Wochen oder länger. Das Schlaftagebuch enthält Informationen zu verschiedenen Aspekten des Schlafverhaltens, einschließlich:

- Uhrzeit des Zubettgehens
- Einschlafzeit
- Anzahl und Dauer der nächtlichen Erwachensphasen
- Uhrzeit des morgendlichen Aufwachens
- Gesamtschlafdauer
- Schlafqualität
- Einschätzung der Tagesmüdigkeit
- Verwendung von Schlafhilfen oder Medikamenten
- Einflussfaktoren wie Koffein- oder Alkoholkonsum, Bewegung und Umgebungsbedingungen

Das Schlaftagebuch ist eine kostengünstige und unkomplizierte Methode zur Erfassung von Schlafmustern und -gewohnheiten. Es hilft dem behandelnden Fachpersonal, ein umfassendes Bild der Schlafproblematik zu gewinnen und spezifische Empfehlungen zur Verbesserung des Schlafs zu geben.

Beispiele & Druckvorlagen findest du im entsprechenden Kapitel oder unter: adhs-training.net/schlafbuch-bonus

5.3 Polysomnographie

Die Polysomnographie ist eine umfassende Untersuchung des Schlafs, die in einem **Schlaflabor** durchgeführt wird. Sie erfasst eine Vielzahl von physiologischen Parametern, um ein detailliertes Bild der Schlafqualität und -struktur zu erstellen. Dazu gehören unter anderem:

- **Elektroenzephalographie (EEG)**: Misst die elektrische Aktivität des Gehirns und hilft, die verschiedenen Schlafstadien zu identifizieren.

- **Elektrookulographie (EOG)**: Erfasst die Augenbewegungen, die bei REM-Schlafphasen auftreten.

- **Elektromyographie (EMG)**: Misst die Muskelaktivität, insbesondere im Bereich des Kiefers und der Beine, um ungewöhnliche Bewegungen während des Schlafs zu erkennen.

- **Atmung**: Misst Atemfrequenz, Atemfluss und Sauerstoffsättigung im Blut, um Schlafapnoe oder andere Atemstörungen festzustellen.

- **Herzfrequenz**: Überwacht die Herzfrequenz und Herzrhythmus während des Schlafs.

Die Polysomnographie wird bei Verdacht auf eine Schlafstörung, wie beispielsweise Schlafapnoe, Restless-Legs-Syndrom oder Narkolepsie, eingesetzt. Sie kann auch bei Menschen mit ADHS hilfreich sein, um mögliche Schlafstörungen zu identifizieren und gezielte Behandlungsempfehlungen abzuleiten.

6. Behandlungsmöglichkeiten

Hinweis: Krankmeldung und Reha in Betracht ziehen

Es ist wichtig, sich bewusst zu machen, dass neurodivergente Zustände wie ADHS echte Herausforderungen mit sich bringen können, die sich auf die Lebensqualität auswirken. Wenn du das Gefühl hast, dass deine Symptome, einschließlich Schlafstörungen und neurodivergentem Burnout, deine Fähigkeit beeinträchtigen, im Alltag zu funktionieren, ist es vollkommen in Ordnung, professionelle Hilfe in Anspruch zu nehmen und dich von deinem Hausarzt krankschreiben zu lassen.

Eine Krankschreibung gibt dir die Möglichkeit, dich auf deine Gesundheit und Genesung zu konzentrieren, ohne den zusätzlichen Druck der Arbeit oder anderer Verpflichtungen. Sie kann auch ein Signal an dich selbst und dein Umfeld sein, dass deine Situation ernst ist und du Hilfe benötigst.

In einigen Fällen kann auch eine Reha-Maßnahme hilfreich sein, um sich intensiv auf die Verbesserung der eigenen Gesundheit und Lebensqualität zu konzentrieren. Eine Reha kann individuell zugeschnittene Unterstützung, Therapie und Schulungen bieten, um dir dabei zu helfen, deine Symptome besser zu bewältigen, effektive Strategien zur Stressbewältigung zu entwickeln und deinen Alltag zu meistern.

Es ist wichtig, zu wissen, dass es keine Schande ist, sich Unterstützung zu holen und sich selbst die Zeit und den Raum zu geben, den du benötigst, um wieder auf die Beine zu kommen. Du verdienst es, dich um dein Wohlergehen zu kümmern und die bestmögliche Hilfe in Anspruch zu nehmen, um mit den Herausforderungen, die ADHS und neurodivergentes Burnout mit sich bringen, umzugehen. Sprich mit deinem Hausarzt über deine Situation und die Möglichkeiten, die für dich am besten geeignet sind, um auf dem Weg der Genesung und Selbstfürsorge voranzukommen.

6.1 Verhaltenstherapie & kognitive Therapie

Verhaltenstherapie und kognitive Therapie sind zwei wirksame Ansätze zur Behandlung von Schlafstörungen bei Menschen mit ADHS. Sie zielen darauf ab, das Verhalten und die Denkmuster, die den Schlaf negativ beeinflussen, zu verändern.

Die Verhaltenstherapie konzentriert sich auf die Identifikation und Veränderung von Verhaltensweisen, die Schlafstörungen verursachen oder verschlimmern. Dazu gehören Techniken wie Schlafhygiene, Stimulus-Kontrolle und Schlafbeschränkung.

Schlafhygiene umfasst die Schaffung einer angenehmen Schlafumgebung, die Einhaltung eines regelmäßigen Schlafplans und die Vermeidung von Substanzen wie Koffein und Alkohol vor dem Schlafengehen. Stimulus-Kontrolle beinhaltet die Festlegung klarer Regeln für das Schlafverhalten, wie zum Beispiel das Bett nur zum Schlafen und nicht zum Arbeiten oder Fernsehen zu nutzen. Die Schlafbeschränkung reduziert die Zeit im Bett, um die Schlafqualität und -effizienz zu erhöhen.

Die kognitive Therapie zielt darauf ab, die Denkmuster und Überzeugungen zu verändern, die den Schlaf beeinträchtigen. Menschen mit ADHS haben häufig negative Gedanken und Befürchtungen in Bezug auf den Schlaf, die den Schlafprozess beeinträchtigen können. Die kognitive Therapie hilft, diese Gedanken zu identifizieren, herauszufordern und durch realistischere und positivere Denkmuster zu ersetzen.

Verhaltenstherapie und kognitive Therapie können einzeln oder in Kombination (als kognitive Verhaltenstherapie für Insomnie, CBT-I) angewendet werden und haben sich als wirksam bei der Behandlung von Schlafstörungen bei Menschen mit ADHS erwiesen.

Hier sind einige konkrete Beispiele für Verhaltenstherapie und kognitive Therapie bei Schlafstörungen (wird im Kapitel praktische Tipps vertieft!):

Verhaltenstherapie:

- **Entspannungstechniken**: Progressive Muskelentspannung, tiefe Atmung und Meditation können dazu beitragen, den Körper und Geist zu beruhigen und den Einschlafprozess zu erleichtern .

- **Schlafbeschränkung**: Die Schlafenszeit wird schrittweise erhöht, um die Schlafqualität und -effizienz zu verbessern (1).

Kognitive Therapie:

Kognitive Umstrukturierung:

- Die Identifikation negativer Gedanken und Überzeugungen über den Schlaf, um sie durch realistischere und positivere Denkmuster zu ersetzen.

- **Paradoxe Absicht**: Die bewusste Anstrengung, wach zu bleiben, anstatt krampfhaft zu versuchen, einzuschlafen, kann die Angst vor dem Einschlafen reduzieren und den Schlaf verbessern.

6.2 Schlafhygiene

Schlafhygiene bezieht sich auf eine Reihe von Gewohnheiten und Umweltfaktoren, die die Schlafqualität beeinflussen. Gute Schlafhygiene ist für alle Menschen wichtig, aber für Personen mit ADHS kann sie besonders hilfreich sein, um Schlafstörungen zu bewältigen. Hier sind einige wichtige Aspekte der Schlafhygiene:

- **Regelmäßiger Schlaf-Wach-Rhythmus**: Zu festen Zeiten ins Bett gehen und aufstehen, auch an Wochenenden, kann helfen, den circadianen Rhythmus zu stabilisieren und das Einschlafen zu erleichtern.

- **Schlafumgebung**: Eine ruhige, dunkle und kühle Schlafumgebung kann die Schlafqualität verbessern. Dazu gehören die Verwendung von Vorhängen oder Rollos, die Reduzierung von Lärm und die Regulierung der Raumtemperatur.

- **Vermeidung von Stimulanzien**: Koffein, Nikotin und Alkohol können den Schlaf beeinträchtigen. Es ist ratsam, den Konsum dieser Substanzen, insbesondere in den Stunden vor dem Schlafengehen, zu reduzieren oder zu vermeiden.

- **Entspannung vor dem Schlafengehen**: Entspannungstechniken wie Lesen, Meditation oder Atemübungen können dabei helfen, den Körper und Geist auf den Schlaf vorzubereiten.

• **Begrenzung von Bildschirmzeit**: Die Exposition gegenüber blauem Licht von Bildschirmen (Fernseher, Computer, Smartphones) kurz vor dem Schlafengehen kann die Melatoninproduktion unterdrücken und das Einschlafen erschweren. Es ist empfehlenswert, mindestens eine Stunde vor dem Schlafengehen auf Bildschirmzeit zu verzichten.
Tipp: beim Optiker gibt es Blaulichtfilter-Brillen, die man abends tragen kann

• **Tageslichtexposition und Bewegung**: Regelmäßige körperliche Aktivität und Tageslichtexposition, insbesondere morgens, können den circadianen Rhythmus unterstützen und die Schlafqualität verbessern.

Im späteren Kapitel über praktische Tipps und Ratschläge gibt es detailliertere Anleitungen zur Umsetzung dieser Schlafhygiene-Prinzipien.

6.3 Schlafumgebung

Eine optimale Schlafumgebung kann dazu beitragen, Schlafstörungen bei Menschen mit ADHS zu reduzieren. Hier sind einige Aspekte, die bei der Gestaltung einer förderlichen Schlafumgebung berücksichtigt werden sollten:

• **Dunkelheit**: Eine dunkle Umgebung ist entscheidend für die Melatoninproduktion, das Hormon, das den Schlaf-Wach-Rhythmus steuert. Es empfiehlt sich, Vorhänge oder Rollos zu verwenden, um das Licht von außen zu blockieren, und die Nutzung von Geräten mit Bildschirmen, die blaues Licht emittieren, kurz vor dem Schlafengehen zu vermeiden.

• **Ruhe**: Für eine ruhige Umgebung sollten störende Geräusche minimiert werden. Zum Beispiel kann der Einsatz von Ohrstöpseln oder einer White-Noise-Maschine helfen, störende Geräusche zu übertönen.

• **Temperatur**: Eine kühle Raumtemperatur von etwa 18-20 Grad Celsius ist ideal für einen erholsamen Schlaf. Es ist wichtig, darauf zu achten, dass das Schlafzimmer gut belüftet ist und die Temperatur nach Bedarf reguliert wird.

• **Komfort**: Eine bequeme Matratze und Kissen, die zu den persönlichen Vorlieben und Bedürfnissen passen, sollten gewählt werden. Auch die Qualität und Sauberkeit der Bettwäsche sind wichtig. Eine Gewichtsdecke mit ca. 1/10 des

Körpergewichts wird ebenfalls von vielen Betroffen als angenehm und schlaffördernd beschrieben.

- **Ordnung und Sauberkeit**: Ein aufgeräumtes und sauberes Schlafzimmer fördert ein Gefühl von Ruhe und Entspannung. Unordnung sollte vermieden werden, und Arbeits- oder Freizeitmaterialien, wie Bücher oder elektronische Geräte, sollten aus dem Schlafbereich ferngehalten werden.

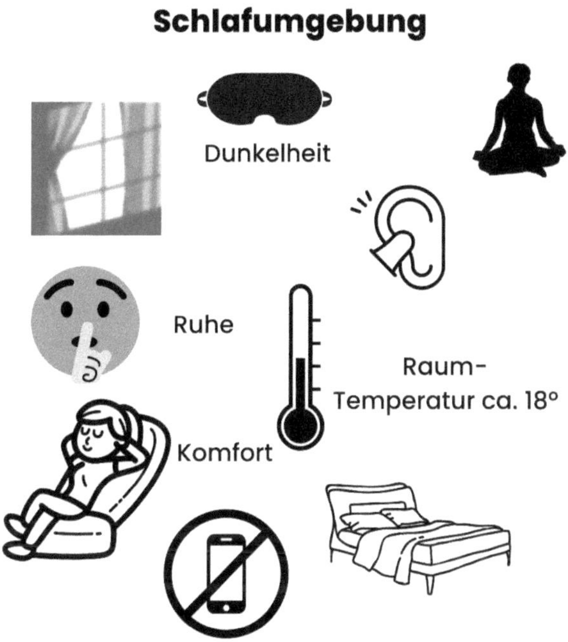

Durch die Berücksichtigung dieser Aspekte kann eine Schlafumgebung geschaffen werden, die dazu beiträgt, Schlafstörungen zu reduzieren und die Schlafqualität zu verbessern.

6.4 Entspannungstechniken

Entspannungstechniken können eine wichtige Rolle bei der Behandlung von Schlafstörungen bei Menschen mit ADHS spielen. Sie helfen dabei, den Geist und den Körper zu beruhigen und Stress abzubauen, was das Einschlafen erleichtert. Es gibt verschiedene Entspannungstechniken, die bei Schlafstörungen helfen können, darunter:

- **Progressive Muskelentspannung**: Diese Technik beinhaltet das systematische Anspannen und Entspannen verschiedener Muskelgruppen im Körper. Sie kann helfen, körperliche Anspannung abzubauen und ein Gefühl von Ruhe und Entspannung zu fördern.

- **Atemübungen**: Tiefes, langsames Atmen kann den Körper entspannen und den Geist beruhigen. Es gibt verschiedene Atemtechniken, die zur Entspannung und Schlafförderung eingesetzt werden können, wie z.B. die 4-7-8-Atemtechnik.

• **Autogenes Training**: Beim autogenen Training handelt es sich um eine Selbstentspannungstechnik, die auf der Vorstellung von Wärme und Schwere in verschiedenen Körperteilen basiert. Es wird angenommen, dass diese Technik die Entspannung fördert und den Schlaf verbessert.

• **Meditation**: Meditation kann dazu beitragen, den Geist zu beruhigen und das Gedankenkarussell zu stoppen, das häufig bei Menschen mit ADHS und Schlafstörungen auftritt. Es gibt verschiedene Meditationsarten, wie z.B. Achtsamkeitsmeditation oder geführte Meditation, die zur Entspannung und Schlafförderung eingesetzt werden können.

Es ist wichtig, die für sich am besten geeignete Entspannungstechnik zu finden und diese regelmäßig zu üben, um die positiven Auswirkungen auf den Schlaf zu maximieren.

ⓘ **Tipp**: Die Entspannungsübungen dürfen sich auch abwechseln! Denn immer nur die selbe Übung kann auf Dauer „langweilig" werden.

6.5 Zeitmanagement und Strukturierung des Tages

6.5.1 Morgen

Ein **strukturierter Tagesablauf** ist für Menschen mit ADHS besonders wichtig, da er ihnen hilft, ihren Tag besser zu bewältigen und ihren Schlaf positiv zu beeinflussen. Ein gutes Zeitmanagement und eine durchdachte Strukturierung des Tages sind hierbei essenziell.

Am Morgen sollten folgende Aspekte berücksichtigt werden:

• **Regelmäßige Aufstehzeiten**: Ein fester Aufstehzeitpunkt unterstützt den natürlichen Schlaf-Wach-Rhythmus und hilft dabei, den Tag besser zu starten.

• **Proteinreiches Frühstück**: Ein proteinreiches Frühstück gibt Energie für den Tag und kann den Stoffwechsel ankurbeln. Proteine tragen zudem zur Sättigung bei und können Heißhungerattacken vorbeugen.

• **Morgensysteme**: Das Entwickeln von individuellen Morgensystemen für High-Energy- und Low-Energy-Days, wie zum Beispiel das Durchführen von leichten Dehnübungen,

Duschen oder das Lesen von Büchern, kann helfen, den Tag positiv und motiviert zu beginnen. Die Anpassung der Systeme an das jeweilige Energielevel ermöglicht eine flexible Gestaltung des Tagesstarts. Es sollten Routinen entwickelt werden für Tage mit viel und Tage mit wenig Energie am Morgen, da der Energiehaushalt bei Menschen mit ADHS fluktuiert.

- **Planung des Tages**: Das Erstellen einer To-Do-Liste oder das Überprüfen des Kalenders am Morgen kann dazu beitragen, den Tag zu organisieren und die anstehenden Aufgaben besser zu bewältigen.

- **Sport & Bewegung**: Morgendliche körperliche Aktivitäten wie Sport oder Bewegung können helfen, den Geist zu wecken und die Energie für den Tag zu steigern. Dies kann insbesondere für Menschen mit ADHS von Vorteil sein, da es ihnen hilft, ihren Fokus und ihre Konzentration zu verbessern.

- **Dankbarkeitsübungen**: Eine weitere hilfreiche Technik ist das Praktizieren von Dankbarkeitsübungen am Morgen. Indem man sich auf positive Aspekte des Lebens konzentriert und dafür dankbar ist, kann man eine optimistischere Grundhaltung einnehmen und somit besser mit den Herausforderungen des Tages umgehen.

- **Meditation**: Meditation am Morgen kann auch dazu beitragen, den Geist zu beruhigen und das Bewusstsein zu schärfen. Regelmäßige Meditation kann Menschen mit ADHS helfen, ihre Aufmerksamkeit besser zu kontrollieren und Stress abzubauen.

6.5.2 Tag

• **Planung und Priorisierung**: Um den Tag effektiv zu strukturieren, ist es wichtig, Aufgaben zu planen und Prioritäten zu setzen. Menschen mit ADHS sollten eine To-Do-Liste erstellen und die wichtigsten Aufgaben an die Spitze setzen, um sicherzustellen, dass sie erledigt werden. Dies hilft, den Fokus aufrechtzuerhalten und Ablenkungen zu minimieren.

• **Regelmäßige Pausen**: Da Menschen mit ADHS Schwierigkeiten haben, sich über längere Zeiträume zu konzentrieren, ist es wichtig, regelmäßige Pausen einzuplanen. Kurze Pausen können helfen, die mentale Energie wiederherzustellen und die Produktivität zu steigern.

• **Power Naps**: Kurze Schläfchen, sogenannte Power Naps, können ebenfalls dabei helfen, die Energie und Konzentration während des Tages zu steigern. Eine ideale Dauer für einen Power Nap liegt bei etwa 10-20 Minuten, um die Vorteile des kurzen Schlafes optimal zu nutzen, ohne dabei in die Tiefschlafphase einzutauchen und dadurch möglicherweise benommen aufzuwachen. Das Einplanen von Power Naps kann besonders für Menschen mit ADHS hilfreich sein, um den Geist zu erfrischen und die Aufmerksamkeit zu verbessern.

• **Zeitmanagement-Techniken**: Die Anwendung von Zeitmanagement-Techniken, wie zum Beispiel die Pomodoro-Technik, kann ebenfalls dabei helfen, die Produktivität zu erhöhen und Ablenkungen zu reduzieren. Die Pomodoro-Technik besteht darin, die Arbeitszeit in kurze, fokussierte Intervalle (z.B. 25 Minuten) zu unterteilen, gefolgt von einer kurzen Pause.

• **Bewegung und körperliche Aktivität**: Es ist auch wichtig, während des Tages körperlich aktiv zu bleiben. Bewegung kann die Konzentration und Aufmerksamkeit verbessern, den Stress abbauen und die Stimmung heben. Kurze Spaziergänge oder Dehnübungen können helfen, den Geist zu erfrischen und neue Energie zu tanken.

• **Essen und Trinken**: Eine ausgewogene Ernährung und ausreichend Flüssigkeitszufuhr sind entscheidend für die Aufrechterhaltung von Energie und Konzentration. Menschen mit ADHS sollten darauf achten, regelmäßig gesunde Mahlzeiten und Snacks zu sich zu nehmen und ausreichend Wasser zu trinken, um den Flüssigkeitshaushalt zu erhalten.

• **Gutes ADHS-Management und Behandlung von Begleiterkrankungen**: Eine angemessene Behandlung und das Management von ADHS und möglichen Begleiterkrankungen können ebenfalls zu einer Verbesserung des Schlafs und des allgemeinen Wohlbefindens führen. Eine erfolgreiche Therapie kann dazu beitragen, die Symptome von ADHS zu reduzieren und den Alltag besser zu bewältigen.

• **Interessen nachgehen**: Menschen mit ADHS profitieren oft davon, wenn sie ihren Interessen und Leidenschaften nachgehen können. Dies kann sowohl die Motivation als auch die Zufriedenheit erhöhen und somit einen positiven Einfluss auf den Schlaf haben. Indem man Aktivitäten findet, die den individuellen Bedürfnissen und Interessen entsprechen, können Menschen mit ADHS ihre Lebensqualität verbessern und möglicherweise auch ihre Schlafprobleme reduzieren.

6.5.2 Abend

Ein gut strukturierter Abend kann ebenfalls dazu beitragen, Schlafstörungen bei Menschen mit ADHS zu reduzieren. Hier sind einige Punkte, die bei der Gestaltung eines Abendsystems hilfreich sein können:

• **Bildschirmzeit reduzieren**: Es ist ratsam, mindestens eine Stunde vor dem Schlafengehen auf Bildschirme zu verzichten. Die blaue Lichtemission von elektronischen Geräten kann die Melatoninproduktion hemmen und den Schlaf beeinträchtigen.

ⓘ **Tipp**: Das Tragen einer Blaulicht-Filter Brille am Abend kann sinnvoll sein. Ebenso sollten keine „aufregenden“ Inhalte am Abend konsumiert werden.

• **Entspannungsübungen**: Entspannungstechniken wie Meditation, Atemübungen oder progressive Muskelentspannung können helfen, den Körper und Geist auf den Schlaf vorzubereiten.

• **Feste Schlafenszeiten**: Eine feste Schlafenszeit kann den natürlichen Schlafrhythmus unterstützen und Schlafproblemen vorbeugen.

• **Abendroutine**: Eine Abendroutine, die auf den individuellen Bedürfnissen und Vorlieben basiert, kann helfen, den Übergang vom Tag in die Nacht zu erleichtern.

• **Dankbarkeitstagebuch**: Das Führen eines Dankbarkeitstagebuch oder eines Erfolgsjournal kann dabei helfen den Tag noch einmal Revue passieren zu lassen und den Tag abzuschließen.

• **Abendessen**: Ein leichtes Abendessen, das einige Stunden vor dem Schlafengehen eingenommen wird, kann die Verdauung unterstützen und die Schlafqualität verbessern[4]. Keine Zucker- und Kohlenhydrat haltigen Lebensmittel vor dem Schlafen gehen!

• **Schlafumgebung**: Die Schlafumgebung sollte ruhig, dunkel und kühl sein, um einen erholsamen Schlaf zu fördern.

• **Pufferzone**: Eine Pufferzone zwischen den täglichen Aktivitäten und dem Schlafengehen kann helfen, den Geist zu beruhigen und den Körper auf den Schlaf vorzubereiten. Man kann dies wie das Abstellen eines Autos in einer Garage nach dem man zu vor mit Vollgas auf der Autobahn gefahren ist: man braucht Zeit zum Abkühlen des Motors. Genau so ist es mit dem Gehirn nach einem langen Tag mit vielen Reizen.

Die Kombination dieser Strategien kann dazu beitragen, den Teufelskreis von Schlafstörungen und ADHS-Symptomen zu durchbrechen und die Lebensqualität von Menschen mit ADHS zu verbessern.

6.5.3 Nacht

Die Bewältigung von Schlafstörungen in der Nacht ist ein weiterer wichtiger Aspekt der Behandlung von Menschen mit ADHS. Nachtmanagement-Techniken konzentrieren sich darauf, den Schlaf zu fördern und nächtliche Unterbrechungen zu minimieren. Dazu gehören:

• **Vermeidung von Stimulanzien und Aufputschmitteln**: Das Verzichten auf Koffein, Nikotin und andere aufputschende Substanzen vor dem Schlafengehen kann die Fähigkeit zum Einschlafen verbessern.

• **Verwendung von Schlafhilfen**: In einigen Fällen kann die Verwendung von rezeptfreien oder verschreibungspflichtigen Schlafhilfen, wie z. B. Melatonin, sinnvoll sein, um das Einschlafen zu erleichtern. Allerdings sollte die Einnahme von Schlafmitteln nur unter Aufsicht eines Arztes erfolgen.

• **Zähneknirschen**: medizinisch als Bruxismus bekannt, ist ein häufiges Problem, das während des Schlafs auftritt, wenn eine Person unbewusst die Zähne aufeinander presst oder reibt. Dies kann zu Zahnschäden, Kieferproblemen, Kopfschmerzen und Schlafstörungen führen. Obwohl ein direkter Zusammenhang zwischen ADHS und Zähneknirschen nicht vollständig geklärt ist, können Menschen mit ADHS, die unter Stress, Angst oder Schlafstörungen leiden, möglicherweise anfälliger für Bruxismus sein. Eine wirksame

Maßnahme zur Linderung von Zähneknirschen und zum Schutz der Zähne und des Kiefers ist die Verwendung einer Zahnschiene, auch Okklusionsschiene oder Aufbissschiene genannt.

- **Entspannungstechniken**: Das Anwenden von Entspannungstechniken wie Atemübungen, progressive Muskelentspannung oder Meditation kann das Einschlafen erleichtern. Wichtig: diese Techniken müssen bereits am Tag und über einen längeren Zeitraum geübt werden, damit sie Abends bzw. Nachts funktionieren.

- **Umgang mit nächtlichen Gedanken**: Das Aufschreiben von Sorgen oder Gedanken oder das Konzentrieren auf eine angenehme Fantasie kann helfen, sich von Grübeleien abzulenken, während man im Bett liegt.

- **Umgang mit nächtlichen Erwachen**: Wenn jemand in der Nacht aufwacht und Schwierigkeiten hat, wieder einzuschlafen, kann es hilfreich sein, für einige Minuten aufzustehen und eine ruhige Aktivität auszuüben, bevor man sich wieder hinlegt.

Durch das Erlernen und Anwenden von Nachtmanagement-Techniken können Menschen mit ADHS ihre Schlafqualität verbessern und so die negativen Auswirkungen von Schlafstörungen auf ihre Symptome und Lebensqualität reduzieren.

6.6 Medikamente

6.6.1 Einführung

Die medikamentöse Therapie kann eine Option zur Behandlung von Schlafstörungen bei Menschen mit ADHS sein. Es ist wichtig zu betonen, dass solche Therapieansätze immer in Absprache mit einem Arzt oder Spezialisten erfolgen sollten, um eine individuell angepasste und sichere Behandlung zu gewährleisten. Die medikamentöse Behandlung kann auf unterschiedliche Weise erfolgen, beispielsweise durch die Einnahme von Medikamenten zur Verbesserung des Schlafs, die Anpassung der ADHS-Medikation oder die Behandlung von Begleiterkrankungen.

Eine grundlegende Ablehnung gegenüber Medikamenten ist zwar verständlich, jedoch sollte bedacht werden, dass sie in manchen Fällen die letzte Chance zur Verbesserung des Schlafs darstellen können. Oftmals wird zu lange gewartet, bevor man sich für eine medikamentöse Therapie entscheidet, was zu einer Verschlechterung der Lebensqualität führen kann.

In einigen Fällen kann es auch notwendig sein, bestimmte Medikamente oder Substanzen zu vermeiden, die den Schlaf negativ beeinflussen können. Die Zusammenarbeit mit Fachleuten ist entscheidend, um die bestmögliche medikamentöse Therapie zur Verbesserung der Schlafqualität bei Menschen mit ADHS zu finden.

ⓘ Ein **wichtiger Hinweis** zur Verwendung von Schlafmedikamenten bei Menschen mit ADHS ist, dass oft bereits **niedrigere Dosierungen** ausreichen, um einen positiven Effekt zu erzielen. Zum Beispiel kann Trazodon in einer Dosierung von 25 mg statt 100 mg oder Mirtazapin in einer Dosierung von 7,5 mg statt 15 mg bereits gute Ergebnisse liefern. Dies liegt daran, dass Menschen mit ADHS möglicherweise empfindlicher auf Medikamente reagieren. Es ist wichtig, dies bei der Einnahme von Schlafmedikamenten zu berücksichtigen und mit dem behandelnden Arzt oder Therapeuten über die richtige Dosierung zu sprechen.

Es werden extra keine Dosierungen genannt, da dies mit behandelten Arzt / Ärztin besprochen werden muss. Oft reichen wie gesagt niedrigere Dosierungen aus!

6.6.2 Bei ADHS geeignete Schlafmittel / Schlaf-Medikamente

• **Melatonin**: Melatonin ist ein natürlich vorkommendes Hormon, das bei der Regulation des Schlaf-Wach-Rhythmus eine Rolle spielt. Es kann bei Schlafstörungen eingesetzt werden, um den Schlaf zu erleichtern und den Schlaf-Wach-Rhythmus zu regulieren.
In der EU gilt Melatonin bis 5mg als **Nahrungsergänzungsmittel**.
Es gibt auch Präparate die als Medikamente verkauft werden und daher ein Rezept benötigen. Häufig bieten diese aber keinen Mehrwert im Vergleich zu frei verkäuflichen Nahrungsergänzungsmitteln.

Eine genaue Dosis Angabe ist schwierig – es empfiehlt sich eine Dosis Steigerung in **0,5 bis 1 mg Schritten**, bis der gewünschte Effekt eintritt.

Es gibt einige Studien, die sich mit der **Resorption und Bioverfügbarkeit** von Melatonin befassen. Hier sind zwei Beispiele:

DeMuro, R. L., Nafziger, A. N., Blask, D. E., Menhinick, A. M., & Bertino, J. S. (2000). The Absolute Bioavailability of Oral Melatonin. The Journal of Clinical Pharmacology, 40(7), 781-784.

Diese Studie untersucht die Bioverfügbarkeit von oral eingenommenem Melatonin bei gesunden Probanden. Die Ergebnisse zeigten, dass die absolute Bioverfügbarkeit von oral verabreichtem Melatonin etwa 15% betrug, was auf eine signifikante First-Pass-Metabolisierung in der Leber hindeutet.

Di, W. L., Kadva, A., Johnston, A., & Silman, R. (1997). Variable Bioavailability of Oral Melatonin. The New England Journal of Medicine, 336(14), 1028-1029.

Diese Studie zeigt ebenfalls die variable Bioverfügbarkeit von oral eingenommenem Melatonin. Die Autoren berichten von einer niedrigen und variablen Bioverfügbarkeit von oral verabreichtem Melatonin, die möglicherweise auf eine unvollständige Absorption und/oder eine signifikante First-Pass-Metabolisierung zurückzuführen ist.

Bitte beachte, dass die Bioverfügbarkeit von Melatonin von verschiedenen Faktoren abhängen kann, wie z.B. der Dosis, der Formulierung (z.B. schnell freisetzende vs. zeitverzögerte Freisetzung), der individuellen Physiologie und der Nahrungsaufnahme.

Aus vielen Berichten von Betroffenen wird eine gute Aufnahme von Melatonin, welches über die **Mundschleimhaut** resorbiert wird, berichtet.
Die Vermutung des Autors ist, dass dies dadurch begründet ist, dass das Melatonin bei Resorption über die Mund-

schleimhaut nicht den Magen- und Darmsäften ausgesetzt ist und so nicht frühzeitig gespaltet wird.

Melatonin wird **aus** der **Aminosäure Tryptophan synthetisiert**, die über die Nahrung aufgenommen wird. Tryptophan wird zunächst in 5-Hydroxytryptophan (5-HTP) und dann in Serotonin umgewandelt. Schließlich wird Serotonin in Melatonin umgewandelt. Daher können einige **Nahrungsergänzungsmittel** oder Aminosäuren die Produktion von Melatonin unterstützen:

Tryptophan: Tryptophan ist eine essenzielle Aminosäure, die über die Nahrung aufgenommen werden muss. Sie kommt in Lebensmitteln wie Fleisch, Fisch, Eiern, Milchprodukten, Soja, Nüssen und Kernen vor. Tryptophan kann auch als Nahrungsergänzungsmittel eingenommen werden, um die Melatoninproduktion zu unterstützen.

5-Hydroxytryptophan (5-HTP): 5-HTP ist ein natürlich vorkommendes Derivat von Tryptophan, das als Nahrungsergänzungsmittel erhältlich ist. Es ist ein direkter Vorläufer von Serotonin und kann daher die Melatoninproduktion unterstützen. Es ist wichtig, 5-HTP nur unter Aufsicht eines Arztes oder Fachmanns einzunehmen, da es Wechselwirkungen mit anderen Medikamenten haben und Nebenwirkungen verursachen kann.

Vitamin B6: Vitamin B6 ist wichtig für die Umwandlung von Tryptophan in 5-HTP und anschließend in Serotonin und Melatonin. Vitamin B6 kommt in vielen Lebensmitteln wie Fleisch, Fisch, Vollkornprodukten, Gemüse und Nüssen vor. Es kann auch als Nahrungsergänzungsmittel eingenommen werden.

Magnesium: Magnesium spielt eine Rolle bei der Regulation der Melatoninproduktion und kann helfen, den Schlaf zu verbessern. Magnesiumreiche Lebensmittel sind grünes Blattgemüse, Nüsse, Samen, Vollkornprodukte, Fisch und Bohnen. Magnesium kann auch als Nahrungsergänzungsmittel eingenommen werden.

Es ist wichtig, bei der Einnahme von Nahrungsergänzungsmitteln vorsichtig zu sein und die Anweisungen auf dem Etikett zu befolgen. Konsultiere immer einen Arzt oder Fachmann, bevor du Nahrungsergänzungsmittel einnimmst, insbesondere wenn du Medikamente einnimmst oder gesundheitliche Probleme hast.

- **Agomelatin**: Agomelatin ist ein Melatonin-Rezeptor-Agonist und ein Antidepressivum, das bei Schlafstörungen und Depressionen eingesetzt werden kann. Es gibt auch Hinweise, dass Agomelatin als Monotherapie bei ADHS eingesetzt werden kann. Es kann bei ADHS und Schlafstörungen eine sinnvolle Ergänzung sein

• **Trimipramin**: Trimipramin ist ein trizyklisches Antidepressivum mit sedierenden Eigenschaften, das zur Behandlung von Schlafstörungen verwendet werden kann.

• **Trazodon**: Trazodon ist ein atypisches Antidepressivum, das bei Schlafstörungen und Depressionen eingesetzt werden kann. Bei Menschen mit ADHS & Schlafstörungen wirkt es in niedriger Dosierung besonders gut

• **Mirtazapin**: Mirtazapin ist ein Antidepressivum mit schlaffördernden Wirkungen und kann bei Schlafstörungen und Depressionen eingesetzt werden. Auch hier ist eine niedrige Dosierung schlaffördernd.

• **ADHS-Stimulanzien**: Paradoxerweise können einige ADHS-Stimulanzien, wie Methylphenidat oder Amphetamin, bei einigen Menschen mit ADHS zu einer Verbesserung der Schlafqualität beitragen, indem sie die Symptome der ADHS während des Tages effektiv behandeln. Abends empfiehlt sich ggf. ein kurz wirksames, unretartiertes Medikament.

ⓘ **Tipp**: Auch **zum Einschlafen muss man sich konzentrieren** können, daher kann die Einnahme von ADHS-Stimulanzien in einer sehr geringen Dosis sinnvoll sein!

- **Dopaminerge Wirkstoffe**: Dopaminerge Wirkstoffe wie Modafinil oder Armodafinil können bei einigen Menschen mit ADHS wachsamkeitssteigernde Effekte haben und so den Schlaf-Wach-Rhythmus stabilisieren.

Es ist wichtig, dass die medikamentöse Therapie individuell angepasst wird und in Kombination mit anderen nicht-medikamentösen Ansätzen zur Verbesserung des Schlafs, wie z. B. Verhaltenstherapie oder Schlafhygiene, erfolgt. Die Einnahme von Medikamenten und Nahrungsergänzungsmitteln sollte stets in Absprache mit einem Arzt erfolgen.

6.6.3 Bei ADHS NICHT geeignete Schlafmittel / Schlaf-Medikamente

Es gibt einige Schlafmittel und Medikamente, die für Menschen mit ADHS weniger geeignet sind oder sogar kontraproduktiv wirken können. Dazu zählen:

- **Benzodiazepine**: Diese Medikamente können zwar kurzfristig bei Schlafstörungen helfen, bergen aber das Risiko von Abhängigkeit und können bei längerer Anwendung die ADHS-Symptomatik verschlimmern.

- **Neuroleptika** (bei reinem ADHS): Neuroleptika sind Antipsychotika, die bei anderen psychiatrischen Erkrankungen eingesetzt werden. Bei reinem ADHS sind sie jedoch nicht angezeigt und können zu unerwünschten Nebenwirkungen führen.

- **Pipamperon**: Ein atypisches Neuroleptikum, das ebenfalls bei reinem ADHS nicht empfohlen wird, da es nicht zur Behandlung dieser Störung entwickelt wurde und unerwünschte Nebenwirkungen verursachen kann.

- **SSRI (Selektive Serotoninwiederaufnahmehemmer)**: Diese Medikamente werden hauptsächlich zur Behandlung von Depressionen und Angststörungen eingesetzt. Sie sind für Menschen mit ADHS nicht optimal, da sie die Symptomatik verschlechtern und den Schlaf negativ beeinflussen können.

6.7 Nahrungsergänzungsmittel

• **Tryptophan, 5-Hydroxytryptophan (5-HTP), Vitamin B6, Magnesium → siehe Melatonin im vorherigen Abschnitt**

• **L-Theanin**: L-Theanin ist eine Aminosäure, die in grünem Tee vorkommt und beruhigende und schlaffördernde Wirkungen haben kann.

• **Koffein**: In geringen Mengen kann Koffein bei einigen Menschen mit ADHS wachsamkeitssteigernde Effekte haben und so den Schlaf-Wach-Rhythmus stabilisieren.

• **Kombinierte Einnahme** von **GABA, Glycin, Taurin, L-Theanin**: Die kombinierte Einnahme von GABA, Glycin, Taurin und L-Theanin kann ebenfalls bei der Verbesserung von Schlaf und Entspannung helfen, insbesondere für Menschen mit ADHS. Diese Aminosäuren und Neurotransmitter wirken synergistisch, um das zentrale Nervensystem zu beruhigen und die Schlafqualität zu fördern.
GABA (Gamma-Aminobuttersäure) ist ein wichtiger hemmender Neurotransmitter, der dabei hilft, Angstzustände zu reduzieren und das Einschlafen zu erleichtern.
Glycin ist eine Aminosäure, die als Neurotransmitter wirkt und ebenfalls beruhigende Effekte auf das zentrale Nervensystem hat.
Taurin ist eine weitere Aminosäure, die zur Regulierung der Erregbarkeit von Nervenzellen beiträgt.

Schließlich ist L-Theanin eine Aminosäure, die in grünem Tee vorkommt und bei der Reduzierung von Stress und der Verbesserung der Entspannung helfen kann.

Die kombinierte Einnahme dieser Substanzen kann eine synergistische Wirkung haben und somit das Einschlafen erleichtern und die Schlafqualität verbessern.

• **Eisen**: Eisenmangel kann zu Schlafstörungen führen, daher kann die Einnahme von Eisenpräparaten bei Bedarf die Schlafqualität verbessern.

• **Omega-3-Fettsäuren**: Omega-3-Fettsäuren sind essenzielle Fettsäuren, die für eine optimale Gehirnfunktion wichtig sind. Sie kommen in fettem Fisch wie Lachs, Makrele und Sardinen sowie in Nüssen und Samen wie Walnüssen und Leinsamen vor. Es gibt einige Untersuchungen, die darauf hindeuten, dass Omega-3-Fettsäuren bei der Behandlung von ADHS-Symptomen helfen können, indem sie die Gehirnfunktion und die Neurotransmitterproduktion unterstützen. Omega-3-Fettsäuren können als Nahrungsergänzungsmittel in Form von Fischöl- oder Algenöl-Kapseln eingenommen werden.

• **Zink**: Zink ist ein essentielles Spurenelement, das an verschiedenen Prozessen im Körper beteiligt ist, einschließlich der Synthese von Neurotransmittern und der Funktion des Immunsystems. Einige Studien haben einen Zusammenhang zwischen niedrigen Zinkspiegeln und ADHS-Symptomen gezeigt. Zinkreiche Lebensmittel sind Fleisch, Meeresfrüchte, Kürbiskerne, Bohnen und Vollkornprodukte. Zink kann auch als Nahrungsergänzungsmittel eingenommen werden.

- **Vitamin D**: Vitamin D ist wichtig für die Knochengesundheit, das Immunsystem und die Gehirnfunktion. Es gibt einige Untersuchungen, die darauf hindeuten, dass Vitamin D-Mangel mit ADHS-Symptomen in Verbindung gebracht werden kann. Unser Körper kann Vitamin D durch Sonnenexposition produzieren, aber es ist auch in einigen Lebensmitteln wie fettem Fisch, Eiern und angereicherten Milchprodukten enthalten. Vitamin D kann auch als Nahrungsergänzungsmittel eingenommen werden, um einem Mangel vorzubeugen oder ihn zu behandeln.

7. Praktische Tipps

7.1 Einführung

In diesem Kapitel möchte ich dir praktische Tipps und Ratschläge an die Hand geben, um deine Schlafqualität zu verbessern und deine Schlafstörungen besser in den Griff zu bekommen, wenn du von ADHS betroffen bist. Es ist wichtig, darauf hinzuweisen, dass jeder Mensch individuell ist und unterschiedliche Strategien für unterschiedliche Menschen funktionieren können. Daher ist es entscheidend, dass du herausfindest, welche dieser Tipps für dich am besten funktionieren und sie entsprechend an deine persönlichen Bedürfnisse und Lebensumstände anpasst.

Die hier vorgestellten Tipps basieren auf den Informationen und Erkenntnissen aus den vorherigen Kapiteln und bieten dir konkrete Schritte, die du unternehmen kannst, um deine Schlafqualität zu verbessern. Ich werde mich auf Themen wie die Gestaltung deiner Schlafumgebung, Schlafhygiene, Entspannungstechniken, Tagesstrukturierung und Zeitmanagement konzentrieren, um dir einen umfassenden Leitfaden für den Umgang mit Schlafstörungen bei ADHS zu bieten.

Beachte, dass es 3 große **Motivatoren** für Menschen mit ADHS gibt, die du für dich nutzen kannst:

1. **Zeitdruck** (eignet sich für das Thema Schlaf eher weniger)
2. **Interesse**
3. **Wettbewerb**

Zusätzlich kann „**Body doubling**" helfen. Hierbei holst du dir eine andere Person mit bei und ihr übt gemeinsam.
Auch das Einrichten eines „**Erfolgsteams**" bzw. „**Acountability**"-**Partner** kann hilfreich sein. Hierbei suchst du dir einen Partner und ihr besprecht regelmäßig gemeinsam den Fortschritt und das dran bleiben beim Thema.

Denke daran, dass es Zeit braucht, um neue Gewohnheiten zu entwickeln und Veränderungen in deinem Leben umzusetzen. Sei geduldig mit dir selbst und gib nicht auf, wenn du nicht sofort Ergebnisse siehst. Mit Ausdauer und Entschlossenheit kannst du langfristige Veränderungen bewirken und zu einer besseren Schlafqualität und einem ausgeglicheneren Leben beitragen.

7.2 Schlafumgebung gestalten & weitere Faktoren

Eine entspannende und angenehme Schlafumgebung ist ein wichtiger Faktor für einen erholsamen Schlaf. Hier sind einige Tipps, wie du deine Schlafumgebung gestalten kannst, um deinen Schlaf zu verbessern:

• **Dunkelheit**: Sorge dafür, dass dein Schlafzimmer so dunkel wie möglich ist. Nutze Verdunkelungsvorhänge oder Rollos, um das Licht von draußen zu blockieren. Wenn das nicht ausreicht, kannst du auch eine Schlafmaske verwenden.

• **Temperatur**: Halte die Temperatur in deinem Schlafzimmer kühl, aber nicht kalt. Die optimale Schlaftemperatur liegt bei etwa 16-19 Grad Celsius. Eine zu warme oder zu kalte Umgebung kann deinen Schlaf stören.

• **Lärm**: Minimiere den Lärm in deinem Schlafzimmer so weit wie möglich. Verwende Ohrstöpsel, wenn es in deiner Umgebung laut ist, oder nutze eine White-Noise-Maschine, um störende Geräusche zu übertönen.
Es gibt noch spezielle Ohrstöpsel, welche den Schall reduzieren, aber noch den Wecker hörbar machen.
Mehr dazu unter: adhs-training.net/loopearplugs

• **Bequemes Bett**: Investiere in eine gute Matratze und Kissen, die deinem Körper Halt und Komfort bieten. Achte darauf, dass deine Bettwäsche sauber und frisch ist, da das zu einer besseren Schlafqualität beitragen kann.

• **Gewichtsdecke**: eine Gewichtsdecke mit ca. 1/10 des Körpergewichtes wird von vielen Menschen mit ADHS als sehr angenehm und schlaffördernd wahrgenommen.

• **Im Bett nur Schlafen**: nutze das Bett nur zum Schlafen – dazu zählt auch der Beischlaf und Kuscheln. Dein Gehirn muss das Bett eindeutig mit Ruhe & Erholung verbinden, vermeide daher arbeiten, lesen oder Bildschirmzeit im Bett. Sollte deine Wohnsituation dies nicht zulassen, nutze zumindest eine „Tagesdecke", um einen klaren Unterschied zwischen Tages- und Erholungszeit zu machen.

• **Ordnung**: Halte dein Schlafzimmer ordentlich und aufgeräumt. Unordnung kann Stress verursachen und deine Entspannung beeinträchtigen. Versuche, deinen Schlafbereich von Arbeitsmaterialien und elektronischen Geräten freizuhalten, um eine ruhige Atmosphäre zu schaffen.

• **Farben**: Wähle beruhigende Farben für dein Schlafzimmer, wie zum Beispiel sanfte Blau-, Grün- oder Grautöne. Vermeide kräftige Farben, die aufregend oder anregend wirken können.

• **Entspannende Düfte**: Nutze ätherische Öle oder Duftkerzen mit beruhigenden Düften, wie Lavendel oder Kamille, um eine entspannte Atmosphäre zu schaffen. Achte darauf, offene Flammen zu löschen, bevor du dich schlafen legst.

- **Nasen Dilatatoren:** Nasen Dilatatoren sind kleine Geräte, die in die Nasenöffnungen eingeführt werden und dazu beitragen, die Nasengänge zu erweitern. Sie bestehen aus weichem, flexiblem Material und sind in verschiedenen Größen erhältlich. Nasen Dilatatoren können sowohl als interne (in die Nasenlöcher eingeführte) oder externe (auf der Außenseite der Nase angebrachte) Varianten verwendet werden. Sie sind in der Regel wiederverwendbar und leicht zu reinigen.

Wie können Nasen Dilatatoren bei ADHS und Schlaf helfen?

Durch die Erweiterung der Nasengänge ermöglichen Nasen Dilatatoren eine verbesserte Luftzufuhr und Atmung während des Schlafs. Eine leichtere Atmung kann dazu führen, dass du dich weniger gestresst und unruhig fühlst, was wiederum das Einschlafen erleichtert und die Schlafqualität verbessert. Insbesondere für Menschen mit ADHS, die bereits Schwierigkeiten mit dem Schlaf haben, kann dies einen großen Unterschied ausmachen.

- **Lichttherapie**: Die Lichttherapie nutzt spezielle Tageslichtlampen, die ein helles, natürliches Licht abgeben, um die innere Uhr des Körpers zu regulieren. Die Exposition gegenüber diesem Licht am Morgen kann dazu beitragen, die Wachsamkeit und Konzentration während des Tages zu erhöhen und gleichzeitig den Schlaf in der Nacht zu fördern.

Für Menschen mit ADHS kann die Lichttherapie besonders hilfreich sein, um den zirkadianen Rhythmus zu stabilisieren und die Schlafqualität zu verbessern.

• **Tageslichtwecker**: Ein Tageslichtwecker ahmt den natürlichen Sonnenaufgang nach, indem er das Licht im Raum allmählich heller werden lässt. Diese sanfte Art des Aufwachens kann für Menschen mit ADHS vorteilhaft sein, da sie das Erwachen erleichtert und den Start in den Tag angenehmer gestaltet. Tageslichtwecker können auch mit entspannenden Naturklängen oder beruhigender Musik kombiniert werden, um den Aufwachprozess noch angenehmer zu gestalten.

Indem du diese Tipps befolgst und deine Schlafumgebung optimal gestaltest, schaffst du die besten Voraussetzungen für einen erholsamen Schlaf und die Bewältigung von Schlafstörungen bei ADHS.

7.3 Schlafhygiene für Menschen mit ADHS

Schlafhygiene bezieht sich auf die Gewohnheiten und Praktiken, die zu einer guten Schlafqualität und einer ausreichenden Schlafdauer beitragen. Für Menschen mit ADHS ist es besonders wichtig, auf eine gute Schlafhygiene zu achten, da sie oft Schwierigkeiten haben, zur Ruhe zu kommen und einzuschlafen. Hier sind einige Tipps, die speziell für Menschen mit ADHS hilfreich sein können:

- **Regelmäßige Schlafenszeiten**: Versuche, jeden Tag zur gleichen Zeit ins Bett zu gehen und aufzustehen, auch an Wochenenden und Feiertagen. Ein fester Schlafrhythmus kann dir helfen, deinen natürlichen Schlaf-Wach-Zyklus zu regulieren.

- **Entspannungsrituale vor dem Schlafengehen**: Schaffe dir eine entspannende Routine vor dem Schlafengehen, um deinen Körper und Geist auf den Schlaf vorzubereiten. Dies kann zum Beispiel das Lesen eines Buches, das Hören von beruhigender Musik oder das Praktizieren von Entspannungstechniken wie Meditation oder Atemübungen beinhalten.

- **Begrenze Bildschirmzeit vor dem Schlafen**: Versuche, elektronische Geräte mindestens eine Stunde vor dem Schlafengehen wegzulegen, da das blaue Licht von Bildschirmen die Melatoninproduktion hemmen und das Einschlafen erschweren kann.

Beim Optiker kannst du dir eine **Blaulichtfilter-Brille** kaufen, die das blaue Licht von Bildschirmen filtert.
Natürlich wird es dir nicht immer gelingen, aber versuche es in kleinen Schritten immer wieder.
Versuche auch die Inhalte bewusst zu wählen: suche dir z.B. Serien oder Inhalte aus, die du bereits kennst, die dir gefallen und die dich nicht „aufregen“ – egal in welcher Weise.
Verzichte vor allem auf Social Media und wenn nur in geringen Maßen von Accounts, die dir gut tun.
Viele Smartphones bieten mittlerweile die Möglichkeit, dass zu einer festgelegten Uhrzeit ein Blaufilter aktiviert wird, „**Bitte nicht stören**“ und **Grau-Stufen** Bildschirm.
Besonders durch den schwarz-weißen Bildschirm entfällt der Farbstimulus und das neurodivergente Gehirn tut sich ggf. leichter das Smartphone beiseite zu legen.

- **Körperliche Aktivität**: Körperliche Aktivität am Tag, insbesondere an der frischen Luft, kann dazu beitragen, den Schlaf zu verbessern. Vermeide jedoch intensive körperliche Aktivität kurz vor dem Schlafengehen, da dies zu Anregung und Schlafstörungen führen kann.

- **Abendspaziergang**: Ein Abendspaziergang kann eine wunderbare Möglichkeit sein, um sich nach einem langen Tag zu entspannen und sich auf eine erholsame Nacht vorzubereiten. Es bietet dir die Gelegenheit, frische Luft zu schnappen, deinen Geist zu klären und deinen Körper sanft zu bewegen, bevor du dich zur Ruhe legst.

Es ist wichtig, den Spaziergang entspannend und stressfrei zu gestalten. Wähle eine ruhige, sichere Route, die dir die Möglichkeit gibt, die Natur und die Umgebung zu genießen, ohne von Verkehr oder Lärm abgelenkt zu werden. Achte darauf, dass du dir genügend Zeit lässt, um den Spaziergang in einem gemütlichen Tempo zu absolvieren, damit du dich nicht gehetzt oder gestresst fühlst.

• **Binaurale Theta-Wellen**: Musik kann eine wichtige Rolle dabei spielen, deinen Geist und Körper auf Schlaf vorzubereiten. Eine besonders effektive Art von Musik, die bei Schlafproblemen helfen kann, sind binaurale Theta-Wellen. Theta-Wellen sind langsame Gehirnwellen, die während tiefer Entspannung und im ersten Stadium des Schlafes auftreten.
Vor dem Schlafengehen empfiehlt es sich, 1 (bis 2) Stunden lang binaurale Theta-Wellen-Musik über Kopfhörer zu hören. Diese Art von Musik kann dazu beitragen, dein Gehirn in einen entspannteren Zustand zu versetzen, der das Einschlafen erleichtert. Achte darauf, dass du **keine Alpha-Wellen-Musik (!)** verwendest, da diese die Konzentration erhöht und – unmittelbar vor dem Zubettgehen gehört – die Schlafproblematik verstärken würde.

• **Vermeide schwere Mahlzeiten am Abend**: Iss abends keine schweren oder fettreichen Mahlzeiten, da sie das Einschlafen erschweren können. Eine leichte Mahlzeit oder ein Snack ein paar Stunden vor dem Schlafengehen ist jedoch in Ordnung. Vermeide auch Zucker am Abend!

• **Reduziere Koffein- und Alkoholkonsum**: Vermeide Koffein in den späten Nachmittags- und Abendstunden und reduziere deinen Alkoholkonsum. Beide Substanzen können den Schlaf beeinträchtigen, insbesondere bei Menschen mit ADHS.

• **Schaffe einen ruhigen Geist**: Finde Wege, um abends stressige Gedanken und Sorgen loszulassen. Das Führen eines Tagebuchs, in dem du deine Gedanken niederschreibst, oder das Üben von Achtsamkeitstechniken kann hilfreich sein. Führe ein Erfolgsjournal.

• **high energy days vs. low energy days**: Mit ADHS wirst du immer wieder Tage haben, wo du viel Energie hast und es wird Tage geben, da wirst du kaum Energie haben – unabhängig von deinem Schlaf. Lerne dies zu akzeptieren. Hier ist wichtig: Systeme statt Routinen! Lege dir für beide Tagesformen Systeme fest, die du dann anwendest. So kannst du deine Rituale & Gewohnheiten an die entsprechende Tagesform anpassen.

• **Schlaftypen**: Im Kapitel über die Schlafphysiologie wurden die verschiedenen Schlaftypen: Lerche, Mischtyp und Eule vorgestellt. Schaue welcher Typ du bist und versuche, wenn möglich deinen Beruf & deine Lebensumstände daran auszurichten. So kann ein Job bei dem man spät arbeitet genau das richtige für dich sein, während das mit Kindern sicherlich schwieriger ist. Es ist aber auch in Ordnung, nochmal zu schlafen, sobald die Kinder in der Schule sind

- **Anpassung des Schlafbedarfs an die Jahreszeiten**: Es ist wichtig zu wissen, dass dein Schlafbedarf sich je nach Jahreszeit ändern kann. Im Winter sind die Tage kürzer und dunkler, während im Sommer die Tage länger und heller sind. Dein Körper reagiert auf diese Veränderungen, und es ist normal, dass du im Winter möglicherweise mehr Schlaf benötigst als im Sommer.

Um diesen Schwankungen im Schlafbedarf gerecht zu werden, achte auf die Signale deines Körpers. Wenn du im Winter müder bist, gönne dir ein wenig mehr Schlaf, indem du früher ins Bett gehst oder ein wenig länger schläfst. Im Sommer könntest du dagegen weniger Schlaf benötigen und trotzdem ausgeruht und energiegeladen sein.

Denke daran, dass es keine feste Regel für die ideale Schlafdauer gibt, da jeder Mensch unterschiedlich ist. Es ist wichtig, auf deinen Körper zu hören und deine Schlafgewohnheiten entsprechend anzupassen.

• **Zweiphasiger Schlaf**: Nutze nächtliches Erwachen für entspannende Aktivitäten

In der Vergangenheit hatten unsere Vorfahren ein anderes Schlafmuster, das sogenannte zweiphasige Schlafen. Du könntest diese Methode auch ausprobieren, um deinen natürlichen Schlafzyklus zu unterstützen. Wenn du nachts aufwachst und dich ausgeruht fühlst, versuche, diese Zeit für entspannende Aktivitäten wie Lesen, Meditation oder Schreiben zu nutzen. Anstatt dich über das nächtliche Erwachen zu ärgern, sieh es als eine Gelegenheit, deinem Körper und Geist etwas Gutes zu tun.

Es ist verständlich, dass es heutzutage schwierig sein kann, diesen alten Schlafstil umzusetzen. Aber du kannst trotzdem versuchen, ihn in deinen Alltag einzubauen, soweit es möglich ist. Jeder Mensch ist unterschiedlich, und es ist wichtig, herauszufinden, was für dich am besten funktioniert. Gib dem zweiphasigen Schlaf eine Chance und beobachte, ob er deinen Schlaf verbessert und dir hilft, dich tagsüber ausgeruhter und energiegeladener zu fühlen.

• **Das nächtliche Schauen auf die Uhr – Vor- und Nachteile**
Nachts auf die Uhr zu schauen, ist für viele Menschen ein gewohnter Vorgang. Manche Menschen empfinden es als beruhigend und hilfreich, während es für andere eher beunruhigend und kontraproduktiv sein kann. In diesem Abschnitt betrachten wir die Vor- und Nachteile des nächtlichen Blicks auf die Uhr.

Vorteile des nächtlichen Schauens auf die Uhr:

Kontrolle: Für manche Menschen, vermittelt das Wissen um die Uhrzeit ein Gefühl von Kontrolle und Sicherheit. Es kann dir helfen einzuschätzen, ob es sich lohnt, noch weiterzuschlafen oder ob du besser aufstehen solltest.

Planung: Wenn du weißt, wie viel Zeit dir bis zum Weckerklingeln bleibt, kannst du deine Schlafenszeit besser planen und eventuell noch eine Entspannungsübung oder Meditation einbauen, um den Schlaf zu verbessern.

Nachteile des nächtlichen Schauens auf die Uhr:

Stress und Sorgen: Für einige Menschen kann das Wissen um die Uhrzeit nachts zu Stress und Sorgen führen. Sie könnten anfangen, darüber nachzudenken, wie wenig Zeit sie noch zum Schlafen haben und sich über ihre Schlaflosigkeit ärgern.

Unterbrechung des Schlafes: Wenn du aufwachst und auf die Uhr schaust, kann das dazu führen, dass du vollständig aufwachst und es schwerer findest, wieder einzuschlafen. Die Helligkeit des Uhrendisplays kann zudem die Melatoninproduktion stören und so den Schlaf beeinträchtigen.

Ob du nachts auf die Uhr schauen solltest oder nicht, hängt von deinen persönlichen Vorlieben und deiner individuellen Schlafsituation ab. Wenn du feststellst, dass es dir hilft und keine negativen Auswirkungen auf deinen Schlaf hat, ist es in Ordnung, dies beizubehalten. Andererseits, wenn du merkst, dass das nächtliche Schauen auf die Uhr zu Stress oder Schlafproblemen führt, solltest du in Erwägung ziehen, diese Gewohnheit zu ändern und die Uhr vielleicht aus dem Sichtbereich zu entfernen oder sie so zu platzieren, dass du nicht automatisch darauf schaust, wenn du aufwachst.

- **Projekte liegen lassen und Hyperfokus kontrollieren**

Ein wichtiger Aspekt im Umgang mit ADHS ist das Lernen, Projekte auch mal liegen zu lassen und dem Hyperfokus nicht immer nachzugehen. Dies kann dazu beitragen, ein ausgewogenes Leben zu führen und Schlafproblemen entgegenzuwirken.
Prioritäten setzen: Lerne, deine Projekte und Aufgaben nach Priorität zu ordnen und dich auf das Wesentliche zu konzentrieren. Dadurch verhinderst du, dass du dich in weniger wichtigen Projekten verlierst und wertvolle Zeit und Energie verschwendest.
Pausen einplanen: Plane bewusst Pausen ein und gönne dir regelmäßig Auszeiten, um den Hyperfokus zu unterbrechen und deinen Geist zu entspannen. Diese Pausen können dir dabei helfen, besser zu schlafen und insgesamt produktiver zu sein.
Auch ich weiß, wie schwer das sein kann, auf lange Sicht ist es aber sinnvoll, dies zu lernen!

- **Den Tag am Abend nicht mehr aufholen wollen**

Es ist wichtig, sich bewusst zu machen, dass es nicht immer möglich ist, den gesamten Tag am Abend aufzuholen, insbesondere wenn man tagsüber unter ADHS-Paralyse gelitten hat. ADHS-Paralyse kann dazu führen, dass man sich am Abend unter Druck gesetzt fühlt, alles auf einmal erledigen zu wollen, um den verlorenen Tag wiedergutzumachen. Diese Herangehensweise kann jedoch kontraproduktiv sein und den Schlaf negativ beeinflussen.

Stattdessen ist es wichtig, sich darauf zu konzentrieren, den Abend als Zeit der Entspannung und des Loslassens zu nutzen. Akzeptiere, dass nicht jeder Tag perfekt ist und dass es in Ordnung ist, wenn du nicht alles erledigt hast, was du dir vorgenommen hast. Versuche stattdessen, realistische Ziele für den nächsten Tag zu setzen und dich auf die positiven Aspekte des Tages zu konzentrieren.

Indem du den Druck reduzierst, den gesamten Tag am Abend aufholen zu wollen, schaffst du Raum für Entspannung und Ruhe, was letztendlich zu einem besseren Schlaf führt. Lerne, das Loslassen zu üben und den Abend als Zeit der Erholung zu betrachten, um deinem Körper und Geist die Möglichkeit zu geben, sich von den Herausforderungen des Tages zu erholen.

- **Alleine schlafen als Option**

Schlafstörungen können durch das gemeinsame Schlafen mit einem Partner oder Partnerin verstärkt werden, besonders wenn diese Person schnarcht, unruhig schläft oder einen anderen Schlafrhythmus hat. Für Menschen mit ADHS kann das Alleineschlafen eine hilfreiche Option sein. Durch das Alleineschlafen kannst du deine Schlafumgebung besser kontrollieren und an deine Bedürfnisse anpassen. Sprich offen mit deinem Partner oder deiner Partnerin über deine Schlafprobleme und die Möglichkeit des Alleineschlafens, um gemeinsam eine passende Lösung zu finden.

Das Alleineschlafen muss nicht endgültig sein, sondern kann zeitlich begrenzt oder langfristig angewendet werden, je nachdem, was für dich und deine Beziehung am besten funktioniert.

7.4 Entspannungstechniken

Entspannungstechniken können dir helfen, zur Ruhe zu kommen, Stress abzubauen und besser zu schlafen. Es ist wichtig, verschiedene Techniken auszuprobieren und herauszufinden, welche am besten für dich funktionieren. Du kannst sie auch abwechseln, um Langeweile zu vermeiden und deine Entspannungsroutine aufzufrischen. Hier sind einige Entspannungstechniken, die du in Betracht ziehen könntest:

• **Progressive Muskelentspannung**: Bei dieser Technik spannst und entspannst du nacheinander verschiedene Muskelgruppen in deinem Körper. Dadurch lernst du, Anspannung zu erkennen und gezielt abzubauen.

• **Meditation**: Meditation kann dir helfen, deinen Geist zu beruhigen und deinen Fokus auf den gegenwärtigen Moment zu lenken. Es gibt verschiedene Meditationsstile, wie zum Beispiel Achtsamkeitsmeditation, geführte Meditation oder Transzendentale Meditation.

ⓘ **Tipp**: Gibt Meditation eine Chance! In der „westlichen“ Welt gibt es oft die Vorstellung, dass Meditation still sitzen und „nichts“ denken bedeutet. Oft ist genau das Gegenteil der Fall! Es gibt verschiedene Arten der Meditation und nicht jede ist im Sitzen. Auch muss eine Meditation nicht lange gehen!

Ich persönlich mag z.B. kurze Meditationen von der You-Tube Yoga Lehrerin Mady Morrison und von den Buddhistischen Lehrern Ahjam Brahm und Jack Kornfield.

• **Atemübungen**: Atemübungen, wie die 4-7-8-Technik oder das tiefe Bauchatmen, können dazu beitragen, Stress abzubauen und Entspannung zu fördern.

• **Autogenes Training**: Bei dieser Technik konzentrierst du dich auf das Erzeugen von Wärme- und Schweregefühlen in verschiedenen Körperteilen. Autogenes Training kann dir helfen, einen tiefen Entspannungszustand zu erreichen.

• **Yoga und Stretching**: Sanftes Yoga und Stretching können dazu beitragen, körperliche Verspannungen abzubauen und deinen Geist zur Ruhe zu bringen.

• **Qi Gong**: ist eine weitere Entspannungstechnik, die bei Menschen mit ADHS und Schlafproblemen hilfreich sein kann. Es handelt sich dabei um eine jahrtausendealte chinesische Praxis, die auf der Kultivierung und Harmonisierung der Lebensenergie, auch bekannt als "Qi" oder "Chi", basiert.

<u>Übungen und Bewegungen</u>: Qi Gong besteht aus sanften, fließenden Bewegungen, die in Kombination mit tiefer Atmung und mentaler Konzentration ausgeführt werden. Diese Übungen helfen, den Energiefluss im Körper zu regulieren und Blockaden aufzulösen, was zu Entspannung und innerer Ruhe führt.

Meditation und Achtsamkeit: Qi Gong beinhaltet auch Meditation und Achtsamkeitspraktiken, die den Geist beruhigen und das Bewusstsein schärfen. Diese Elemente können dazu beitragen, die Konzentration und das allgemeine Wohlbefinden zu verbessern und somit einen positiven Einfluss auf den Schlaf haben.

Anpassungsfähigkeit: Qi Gong ist eine sehr anpassungsfähige Praxis, die von Menschen jeden Alters und Fitnesslevels ausgeübt werden kann. Du kannst die Übungen an deine individuellen Bedürfnisse und Fähigkeiten anpassen, um die bestmöglichen Ergebnisse zu erzielen.

Viele Entspannungstechniken sind auf Plattformen wie **YouTube** oder **Spotify** kostenlos verfügbar. Du findest dort geführte Meditationen, Atemübungen, Qi-Gong Übungen und Yoga-Routinen, die du in deinem Alltag integrieren kannst.
Indem du verschiedene Entspannungstechniken ausprobierst und regelmäßig praktizierst, kannst du dein Stresslevel senken und deine Schlafqualität verbessern.

ⓘ **Tipp**: Denk daran, dass es wichtig ist, die Techniken abzuwechseln, um sie interessant und abwechslungsreich zu gestalten! Denn immer die selbe Abendroutine wird für das neurodivergente Gehirn schnell langweilig!
Suche dir wenn möglich auch Unterstützung bei der Umsetzung, sodass du motiviert bleibst.

7.5 Tagesstrukturierung und Zeitmanagement

7.5.1 Morgenstruktur (Systeme statt Routinen!)

- **Steh zur gleichen Zeit auf**, auch an Wochenenden und Feiertagen, um deinen natürlichen Schlafrhythmus zu unterstützen.

- ⓘ **Tipp**: **Frühe Einnahme von ADHS-Medikamenten**: Eine interessante Strategie, die bei einigen Menschen gut funktionieren kann, ist, die **ADHS-Medikation etwa eine Stunde vor dem Aufstehen einzunehmen** und dann noch einmal zu schlafen. Auf diese Weise hat die Medikation bereits ihre volle Wirkung entfaltet, sobald du aufstehst, was dir dabei hilft, leichter in den Tag zu starten.

- **Vermeide Snoozen**, da es deinen Schlafrhythmus durcheinanderbringen kann. Versuche stattdessen, sofort aufzustehen, wenn der Wecker klingelt.

- Lass **Tageslicht** in dein Zimmer oder nutze eine Tageslichtlampe, um deinen Körper aufzuwecken und die Produktion des Wachhormons Cortisol zu fördern.

• **Trink ein Glas Wasser**, um deinen Körper nach dem Schlaf zu hydratisieren. Am besten hast du dir dies am Vorabend schon an das Bett gestellt oder mehrere Wasserflaschen am Bett lagern.

• Nimm ein **proteinreiches Frühstück** zu dir, um deinen Körper und Geist mit Energie zu versorgen. Proteine werden für die Bildung wichtiger Transmittierter wie Dopamin benötigt!

• **Integriere Morgensysteme statt fester Routinen**: Entscheide jeden Tag basierend auf deinem Energielevel (**high energy oder low energy days**), welche Aktivitäten du durchführst.
Überlege, welche Aktivitäten dir helfen, wach und aktiv zu werden. Das kann Sport, Bewegung, Dankbarkeitsübungen oder Meditation sein. Pass diese Aktivitäten an deinen Energielevel an und wechsle sie ab, um Langeweile zu vermeiden.

7.5.2 Tagestrukturierung

Eine gute Tagesstrukturierung und ein effektives Zeitmanagement sind besonders für Menschen mit ADHS wichtig, um den Alltag besser zu bewältigen und die Schlafqualität zu verbessern. Hier sind einige Tipps, um deine Tagesstruktur zu optimieren und dein Zeitmanagement zu verbessern:

- **Prioritäten setzen**: Identifiziere die wichtigsten Aufgaben für den Tag und konzentriere dich darauf, diese zuerst zu erledigen. So vermeidest du das Gefühl, ständig hinterherzuhinken und gestresst zu sein.

- **Plane Pausen ein**: Gib dir während des Tages regelmäßig kurze Pausen, um deine Konzentration und Energie wiederherzustellen. Power Naps oder kurze Spaziergänge können hierbei hilfreich sein. Pausen im Liegen sind besonders effektiv, da sie die Entspannung fördern.

- **To-Do-Listen erstellen**: Schreibe deine Aufgaben für den Tag auf und arbeite sie Schritt für Schritt ab. Dadurch erhältst du einen besseren Überblick über deine Tätigkeiten und kannst effizienter arbeiten.

- **Zeitblöcke festlegen**: Teile deinen Tag in Zeitblöcke ein und widme jeden Block einer bestimmten Aufgabe oder Aktivität. Dies hilft dir dabei, fokussiert zu bleiben und deine Zeit effizient zu nutzen.

• **Nutze Erinnerungshilfen**: Setze Erinnerungen für wichtige Aufgaben und Termine, um nichts Wichtiges zu vergessen. Du kannst dafür digitale Kalender, Apps oder auch Post-its nutzen.

• **Etabliere Morgen- und Abendroutinen**: Entwickle Routinen für den Morgen und den Abend, die dir helfen, deinen Tag gut zu starten und ihn entspannt ausklingen zu lassen. Diese Routinen können je nach Energielevel variieren (z.B. high energy days und low energy days).

• **Achte auf deine persönlichen Bedürfnisse**: Finde heraus, wann du am produktivsten und kreativsten bist, und plane deine Aufgaben entsprechend. Berücksichtige auch deine individuellen Bedürfnisse in Bezug auf Pausen und Entspannungsmomente.

• **Delegiere Aufgaben**: Wenn möglich, delegiere Aufgaben an andere Personen, um dir selbst mehr Zeit und Energie für die wichtigen Dinge zu verschaffen.

• **Power Naps**: Ein kurzer Power Nap von etwa 10 bis 20 Minuten kann Wunder bewirken. Um die ideale Dauer eines Power Naps zu finden, kannst du einen Schlüssel in der Hand halten. Sobald du einschläfst und der Schlüssel zu Boden fällt, weißt du, dass es Zeit ist, aufzustehen.

Durch die Implementierung dieser Strategien in deinem Alltag kannst du Stress reduzieren, deine Produktivität steigern und letztendlich deine Schlafqualität verbessern.

Verbesserung des Alltags und ADHS-Management bedeutet immer auch eine Verbesserung des Schlaf!

7.6 Umgang mit nächtlichen Gedankenspiralen

Nächtliche Gedankenspiralen können einen großen Einfluss auf deine Schlafqualität haben, besonders wenn du mit ADHS lebst. Hier sind einige Tipps, wie du mit diesen Gedankenspiralen umgehen und deine Schlafqualität verbessern kannst:

- **Schreib deine Gedanken auf**: Wenn du merkst, dass deine Gedanken im Bett kreisen, nimm dir einen Stift und ein Notizbuch und schreibe sie auf. Durch das Aufschreiben kannst du sie aus deinem Kopf bekommen und dich leichter entspannen.

- **Setze einen Zeitpunkt für Sorgen**: Lege einen festen Zeitpunkt am Tag fest, an dem du dir Zeit nimmst, um über deine Sorgen und Ängste nachzudenken. So vermeidest du, dass sie dich nachts beschäftigen.

• **Ablenkung**: Wenn deine Gedanken dich vom Schlafen abhalten, versuche, dich mit einer entspannenden Aktivität abzulenken. Höre entspannende Musik, lese ein Buch oder mache Atemübungen, um deinen Geist zu beruhigen und dich auf den Schlaf vorzubereiten.

• **Entspannungstechniken**: Erlerne verschiedene Entspannungstechniken, wie Progressive Muskelentspannung, Meditation oder autogenes Training. Diese Techniken können dir helfen, deinen Geist zu beruhigen und nächtliche Gedankenspiralen zu unterbrechen.

• **Gedankenstopp-Technik**: Wenn du merkst, dass deine Gedanken immer wieder zurückkehren, versuche die Gedankenstopp-Technik. Sage dir selbst laut oder in Gedanken "Stopp!" und konzentriere dich dann auf etwas Positives oder Neutrales.

• **Akzeptiere die Gedanken**: Erkenne an, dass es normal ist, ab und zu Gedankenspiralen zu haben, und versuche, sie einfach vorüberziehen zu lassen, ohne ihnen zu viel Aufmerksamkeit zu schenken.

• **Zweiphasiger Schlaf**: Im vorherigen Kapitel und Abschnitten habe ich bereits vom zweiphasigen Schlaf berichtet. Wenn du nachts aufwachst und dich ausgeruht fühlst, versuche, diese Zeit für entspannende Aktivitäten wie Lesen, Meditation oder Schreiben zu nutzen. Anstatt dich über das nächtliche Erwachen zu ärgern, sieh es als eine Gelegenheit, deinem Körper und Geist etwas Gutes zu tun

- **5-4-3-2-1-Technik**: Eine weitere hilfreiche Methode, um nächtliche Gedankenspiralen zu unterbrechen und den Fokus auf das Hier und Jetzt zu lenken, ist die 5-4-3-2-1-Technik. Diese Achtsamkeitsübung kann dir dabei helfen, deinen Geist zu beruhigen und dich auf deine Sinne zu konzentrieren, anstatt auf die kreisenden Gedanken. So funktioniert die 5-4-3-2-1-Technik:

Benenne 5 Dinge, die du siehst: Schau dich in deinem Umfeld um und nimm bewusst fünf Dinge wahr, die du siehst. Es kann etwas so Einfaches wie das Muster auf deinem Bettbezug oder das Licht, das durch das Fenster fällt, sein.

Benenne 4 Dinge, die du hörst: Lausche aufmerksam und benenne vier Geräusche, die du in diesem Moment hörst. Es könnten die Geräusche der Nacht, dein Atem oder das Ticken einer Uhr sein.

Benenne 3 Dinge, die du fühlst: Konzentriere dich auf deine körperlichen Empfindungen und benenne drei Dinge, die du gerade fühlst. Vielleicht spürst du die weiche Decke auf deiner Haut, die Wärme deines Kissens oder einen Luftzug im Raum.

Benenne 2 Dinge, die du riechst oder schmeckst: Richte deine Aufmerksamkeit auf deine Geruchs- und Geschmackssinne und benenne zwei Dinge, die du riechst oder schmeckst. Vielleicht riechst du die frische Bettwäsche oder schmeckst noch den Tee, den du vor dem Schlafengehen getrunken hast.

Benenne 1 Gedanken: Zum Schluss, benenne einen Gedanken, den du gerade hast. Es kann ein neutraler oder positiver Gedanke sein, der dir hilft, dich zu beruhigen und dich vom Kreisen der negativen Gedanken abzulenken.

Wenn du nachts aufwachst und Schwierigkeiten hast, wieder einzuschlafen, solltest du **nicht länger als 30 Minuten wach im Bett liegen**. Steh stattdessen auf und beschäftige dich kurz mit einer entspannenden Tätigkeit, bis du dich müde genug fühlst, um erneut zu versuchen einzuschlafen.

Indem du diese Tipps befolgst, kannst du lernen, wie du nächtliche Gedankenspiralen besser bewältigen und dadurch deine Schlafqualität verbessern kannst. Es ist wichtig, geduldig zu sein und verschiedene Techniken auszuprobieren, um herauszufinden, was für dich am besten funktioniert.

7.7 Verschiedene Arten von Müdigkeit

In diesem Abschnitt möchte ich die verschiedenen Arten von Müdigkeit bei ADHS betrachten und wie du sie angehen kannst. Bei Menschen mit ADHS gibt es häufig eine Mischung aus emotionaler, mentaler und physischer Müdigkeit. Jede dieser Müdigkeitsarten erfordert unterschiedliche Maßnahmen, um effektiv bewältigt zu werden.

- **Emotionale Müdigkeit**: Emotionale Müdigkeit entsteht durch die Belastung, die durch anhaltende negative Emotionen und Stress verursacht wird. Um diese Art von Müdigkeit zu bewältigen, kann es hilfreich sein, Entspannungstechniken wie Meditation, Yoga oder tiefes Atmen zu praktizieren. Zudem kann es sinnvoll sein, an deinen emotionalen Fähigkeiten zu arbeiten, etwa durch Emotionsregulationstraining oder Gesprächstherapie.

- **Mentale Müdigkeit**: Mentale Müdigkeit wird oft durch übermäßige geistige Anstrengung, Informationsüberlastung oder ständige Reizüberflutung verursacht. Um dieser Art von Müdigkeit entgegenzuwirken, ist es wichtig, regelmäßige Pausen einzulegen, um deinem Gehirn Zeit zur Erholung zu geben. Es kann auch hilfreich sein, Strategien zur Verbesserung der Konzentration und Aufmerksamkeit zu entwickeln, wie zum Beispiel das Setzen von Prioritäten, das Planen von Aufgaben oder das Nutzen von Fokustechniken.

• **Physische Müdigkeit**: Physische Müdigkeit entsteht durch körperliche Anstrengung oder mangelnde Bewegung. Um diese Art von Müdigkeit zu bekämpfen, sollte auf regelmäßige körperliche Aktivität geachtet werden, die sowohl Ausdauer als auch Kraft fördert. Wähle Aktivitäten, die dir Spaß machen, um langfristig motiviert zu bleiben. Zudem sollte ausreichend Schlaf und Erholung nicht vernachlässigt werden, um dem Körper die benötigte Regeneration zu ermöglichen.

Indem du die verschiedenen Arten von Müdigkeit erkennst und entsprechende Maßnahmen ergreifst, kannst du deine Lebensqualität verbessern und deine Energie im Alltag erhöhen. Eine individuelle Herangehensweise, die auf deine persönlichen Bedürfnisse und Vorlieben abgestimmt ist, wird dabei am effektivsten sein.

In einem weiteren Kapitel besprechen wir auch noch Zielsetzung und Affirmationen.

8. Sonderthemen

8.1 Reisen und Jetlag

Wenn du auf Reisen bist und verschiedene Zeitzonen durchquerst, kann dies deinen natürlichen Schlaf-Wach-Rhythmus beeinflussen und zu Jetlag führen. Jetlag ist eine vorübergehende Schlafstörung, die durch die Anpassung deines Körpers an die neue Zeitzone verursacht wird. Hier sind einige praktische Tipps, die dir helfen können, mit Jetlag umzugehen und deine Schlafqualität während der Reise zu verbessern:

- **Plane voraus**: Beginne einige Tage vor der Abreise, deine Schlafenszeiten schrittweise an die Zeitzone deines Reiseziels anzupassen. Versuche, jeden Tag ein wenig früher oder später ins Bett zu gehen, abhängig davon, ob du nach Osten oder Westen reist.

- **Bleibe hydratisiert**: Trinke während der Reise ausreichend Wasser, um deinen Körper hydratisiert zu halten. Vermeide Alkohol und koffeinhaltige Getränke, da sie zu Dehydrierung führen und den Schlaf beeinträchtigen können.

• **Setze dich dem Tageslicht aus**: Das natürliche Licht des Tages hilft, deiner inneren Uhr zu regulieren. Versuche, so viel Tageslicht wie möglich zu genießen, besonders am Morgen und am frühen Nachmittag.

• **Nutze Melatonin**: Melatonin ist ein Hormon, das bei der Regulation des Schlaf-Wach-Rhythmus eine Rolle spielt. Du kannst Melatoninpräparate einnehmen, um deinem Körper bei der Anpassung an die neue Zeitzone zu helfen. Sprich jedoch zuerst mit einem Arzt oder Apotheker, bevor du Melatoninpräparate einnimmst. Am besten eignet sich nach persönlicher Erfahrung Melatonin, welches über die Mundschleimhaut resorbiert wird.

• **Sei geduldig**: Gib deinem Körper Zeit, sich an die neue Zeitzone anzupassen. Es dauert in der Regel etwa ein Tag pro Stunde Zeitverschiebung, um sich vollständig anzupassen. Höre auf deinen Körper und ruhe dich aus, wenn du müde bist.

• **Bleibe aktiv**: Leichte körperliche Aktivität, wie Spazierengehen oder Dehnen, kann helfen, die Müdigkeit zu bekämpfen und deinen Körper wach und energiegeladen zu halten.

• **neue Umgebung**: Bei Reisen und Jetlag ist es wichtig zu beachten, dass Hotels eine neue und ungewohnte Umgebung darstellen. Um das Schlafen in dieser fremden Umgebung zu erleichtern, kann es hilfreich sein, vertraute Gegenstände wie dein eigenes Kissen oder andere persönliche Sachen mitzubringen. Diese können dazu beitragen, dass du dich eher wie zu Hause fühlst und somit besser schlafen kannst.

Indem du diese Tipps befolgst, kannst du den Einfluss von Jetlag auf deinen Schlaf minimieren und deine Reiseerfahrung verbessern.

8.2 Schichtdienst

Arbeiten im Schichtdienst kann eine Herausforderung für deinen Schlaf-Wach-Rhythmus darstellen. Unregelmäßige Arbeitszeiten und das Arbeiten in der Nacht können zu Schlafstörungen und Müdigkeit führen. Hier sind einige Tipps, die dir helfen können, besser mit den Anforderungen des Schichtdienstes umzugehen und deine Schlafqualität zu verbessern:

• **Erstelle einen festen Schlafplan**: Versuche, einen regelmäßigen Schlafplan einzuhalten, auch an arbeitsfreien Tagen. Ein konstanter Schlaf-Wach-Rhythmus hilft deinem Körper, sich an die ungewöhnlichen Arbeitszeiten zu gewöhnen.

- **Gestalte deine Schlafumgebung**: Sorge für eine ruhige, dunkle und kühle Schlafumgebung, um die Schlafqualität zu erhöhen. Verwende Verdunkelungsvorhänge oder eine Schlafmaske, um das Licht abzublocken, und Ohrstöpsel oder eine White-Noise-Maschine, um störende Geräusche zu reduzieren.

- **Setze Prioritäten für Schlaf**: Informiere Familie und Freunde über deinen Schlafplan und bitte sie, Rücksicht auf deine Schlafbedürfnisse zu nehmen. Schalte dein Telefon stumm oder nutze einen Anrufbeantworter, um nicht gestört zu werden.

- **Vermeide Stimulanzien**: Reduziere den Konsum von Koffein, Nikotin und Alkohol, insbesondere in den Stunden vor dem Schlafengehen. Diese Substanzen können den Schlaf beeinträchtigen und die Schlafqualität verschlechtern.

- **Entspanne dich vor dem Schlafengehen**: Entwickle eine entspannende Schlafenszeit-Routine, um deinen Körper und Geist auf den Schlaf vorzubereiten. Probiere beruhigende Aktivitäten wie Lesen, Meditation oder Atemübungen aus.

- **Nutze Nickerchen**: Ein kurzes Nickerchen vor oder während der Schicht kann helfen, die Energie zu steigern und Müdigkeit zu bekämpfen. Halte Nickerchen jedoch kurz, um nächtliche Schlafprobleme zu vermeiden.

• **Bleibe aktiv**: Regelmäßige körperliche Aktivität kann dazu beitragen, deinen Schlaf-Wach-Rhythmus zu regulieren und deine Schlafqualität zu verbessern. Plane sportliche Aktivitäten am besten für die Zeit vor der Arbeit oder nach dem Aufwachen ein.

Nachtdienst und der Umgang mit Schichtwechsel können besonders herausfordernd sein. Hier sind einige zusätzliche Tipps, die dir helfen können, besser mit diesen Situationen umzugehen:

• **Kommuniziere mit deinem Arbeitgeber**: Sprich offen mit deinem Arbeitgeber über deine Schlafprobleme und ADHS. Bitte darum, möglichst gleichmäßige Schichten ohne ständigen Wechsel zu haben, zum Beispiel eine Woche Frühdienst, eine Woche Spätdienst und dann eine Woche Nachtdienst mit entsprechenden freien Tagen dazwischen. Dies kann helfen, deinen Schlaf-Wach-Rhythmus besser zu regulieren und die negativen Auswirkungen von Schichtarbeit abzumildern.

• **Achte auf deine Bedürfnisse**: Es ist wichtig, deine eigenen Grenzen zu erkennen und auf deinen Körper zu hören. Ständig wechselnde Schichtdienste sind nicht für jeden geeignet, insbesondere für Menschen mit ADHS. Wenn du feststellst, dass deine Gesundheit und dein Wohlbefinden unter den ständigen Schichtwechseln leiden, ziehe in Betracht, mit deinem Arbeitgeber über alternative Arbeitsmöglichkeiten zu sprechen.

• **Nutze Tageslicht**: Wenn du Nachtdienste arbeitest, versuche, dich während deiner Pausen Tageslicht auszusetzen, um deinen natürlichen Schlaf-Wach-Rhythmus aufrechtzuerhalten. Tageslicht hilft dabei, die Produktion des Schlafhormons Melatonin zu regulieren und der inneren Uhr deines Körpers einzustellen.

• **Sei vorsichtig mit Schlafmitteln**: Manche Menschen greifen bei Schichtarbeit zu Schlafmitteln, um besser schlafen zu können. Achte jedoch darauf, nur gegebenenfalls und unter ärztlicher Aufsicht auf diese Mittel zurückzugreifen. Langfristiger Gebrauch von Schlafmitteln kann Abhängigkeit verursachen und die Schlafqualität beeinträchtigen.

• **Suche Unterstützung**: Schichtarbeit kann sowohl physisch als auch psychisch belastend sein. Spreche mit Freunden, Familie oder Kollegen über deine Erfahrungen und tausche Tipps und Strategien aus, um besser mit Schichtdiensten umzugehen. Professionelle Unterstützung, wie zum Beispiel Beratung oder Therapie, kann ebenfalls hilfreich sein, um mit den Herausforderungen der Schichtarbeit fertig zu werden.

ⓘ **Tipp:** Wenn du Nachtdienst mit **Bereitschaftsdienst**, zum Beispiel im Rettungsdienst oder im Krankenhaus, hast, kann es sinnvoll sein, trotzdem wach zu bleiben, auch wenn du die Möglichkeit hast zu schlafen.
Bereitschaftsschlaf kann zu erhöhter Anspannung führen,

weil du ständig in Ruf- und Alarmbereitschaft bist.
Schlaf sollte idealerweise nur ohne Störung und in dienstfreier Zeit erfolgen, wenn möglich. Andernfalls solltest du dir bewusst sein, dass der Bereitschaftsschlaf möglicherweise deinen Schlaf zu Hause beeinträchtigen kann, was deine Erholung und Leistungsfähigkeit beeinflussen kann.

Indem du diese zusätzlichen Ratschläge befolgst und auf deine persönlichen Bedürfnisse und Grenzen achtest, kannst du den Einfluss der Schichtarbeit auf deinen Schlaf und dein Wohlbefinden reduzieren.

8.3 Elternsein und Schlaf (Babys und Kinder)

Als Elternteil eines Babys oder Kleinkindes kann es besonders schwierig sein, einen gesunden Schlaf zu bekommen. Die Bedürfnisse deines Kindes können deinen Schlaf-Wach-Zyklus erheblich beeinflussen. Hier sind einige Tipps, die dir helfen können, trotz der Herausforderungen des Elternseins besser zu schlafen:

- **Teile die Verantwortung**: Wenn möglich, teile die nächtlichen Aufgaben, wie das Füttern oder Beruhigen des Babys, mit deinem Partner oder einer anderen vertrauenswürdigen Person. Dies kann dir ermöglichen, längere ununterbrochene Schlafphasen zu haben und somit besser erholt zu sein. Besonders wenn dein Partner „neurotpyisch“ ist, kann er/sie ggf. den Schlafmangel besser kompensieren.

- **Schlafe, wenn dein Baby schläft**: Nutze die Schlafenszeiten deines Babys, um selbst etwas Schlaf zu bekommen. Es mag verlockend sein, diesen Zeitraum für Hausarbeit oder andere Aufgaben zu nutzen, aber es ist wichtig, dass du auch auf deine eigene Erholung achtest.

- **Schaffe eine entspannte Schlafumgebung**: Achte darauf, dass sowohl dein Schlafzimmer als auch das Zimmer deines Kindes eine beruhigende und angenehme Atmosphäre haben. Dies kann helfen, den Schlaf für alle Beteiligten zu fördern. Verwende gedämpftes Licht, beruhigende Geräusche oder sanfte Musik, um eine entspannende Umgebung zu schaffen.

- **Etabliere feste Schlafenszeiten und Rituale**: Versuche, sowohl für dich als auch für dein Kind feste Schlafenszeiten und Rituale zu etablieren. Dies hilft dabei, de innere Uhr deines Körpers und der deines Kindes einzustellen. Rituale wie das Vorlesen einer Geschichte, das Singen eines Schlafliedes oder das Kuscheln vor dem Schlafengehen können dazu beitragen, die Schlafbereitschaft zu fördern.

- **Achte auf deine eigene Schlafhygiene**: Auch wenn es verlockend sein kann, nachts das Smartphone zu nutzen oder fernzusehen, während du auf dein Baby aufpasst, kann dies deine Schlafqualität beeinträchtigen. Versuche, Bildschirmzeiten vor dem Schlafengehen zu reduzieren und entspannende Aktivitäten wie das Lesen eines Buches oder das Hören von beruhigender Musik zu bevorzugen.

- **Suche Unterstützung**: Sprich mit anderen Eltern, Freunden oder Familienmitgliedern über deine Erfahrungen und tausche Tipps und Strategien aus, um besser mit den Herausforderungen des Elternseins umzugehen. Professionelle Unterstützung, wie zum Beispiel eine Stillberatung oder Erziehungsberatung, kann ebenfalls hilfreich sein.

Als neurodivergenter Vater möchte dir noch folgende Weisheit mit auf den Weg geben:

„Nur wer selber stark (und ausgeruht) ist, kann auch für andere stark sein!“

Das Leben mit Kind ist eine riesige Umstellung und kann sehr kräftezehrend sein! Das ist KEINE Schande!

Indem du diese Ratschläge befolgst und auf deine eigenen Bedürfnisse und Grenzen achtest, kannst du als Elternteil trotz der Herausforderungen, die Babys und Kinder mit sich bringen, besser schlafen und besser für dein Kind sorgen.

8.4 Frauen, Hormone und Schlaf

Frauen können aufgrund von hormonellen Schwankungen im Laufe ihres Lebens unterschiedliche Schlafprobleme erleben. Diese Schwankungen sind oft auf den Menstruationszyklus, die Schwangerschaft und die Menopause zurückzuführen.

• **Menstruationszyklus**: Während des Menstruationszyklus können hormonelle Veränderungen den Schlaf beeinträchtigen. Insbesondere in der Woche vor der Menstruation kann das prämenstruelle Syndrom (PMS) zu Schlaflosigkeit, Unruhe und nächtlichem Erwachen führen. Um den Schlaf in dieser Zeit zu verbessern, achte darauf, eine entspannende Abendroutine zu pflegen, auf deine Schlafhygiene zu achten und Entspannungstechniken anzuwenden. Führe am besten auch einen Kalender in dem du deinen Menstruationszyklus, deine ADHS Symptome, die Wirkung deiner Medikamente und deinen Schlaf dokumentierst, damit Muster erkennst und entsprechend handeln kannst, z.B. durch Anpassung der Medikation.

• **Schwangerschaft**: Während der Schwangerschaft verändern sich die Hormonspiegel drastisch, was zu Schlafstörungen führen kann. Besonders im letzten Trimester kann es schwierig sein, eine bequeme Schlafposition zu finden. Um den Schlaf während der Schwangerschaft zu verbessern, achte darauf, dass dein Schlafzimmer kühl und dunkel ist, verwende zusätzliche Kissen, um den Körper zu stützen, und übe Entspannungstechniken wie tiefe Atmung oder Meditation.

- **Menopause**: In der Menopause sinken die Östrogenspiegel, was zu Hitzewallungen, Nachtschweiß und Schlaflosigkeit führen kann. Um den Schlaf in der Menopause zu verbessern, achte darauf, dein Schlafzimmer kühl zu halten, leichte Nachtwäsche zu tragen, Entspannungstechniken anzuwenden und möglicherweise mit deinem Arzt über Hormontherapien zu sprechen.

In allen Phasen des Lebens ist es wichtig, auf deinen Körper zu hören und die notwendigen Anpassungen vorzunehmen, um einen erholsamen Schlaf zu gewährleisten. Kommuniziere offen mit deinem Arzt über deine Schlafprobleme und arbeitet gemeinsam an einer Lösung, die für dich am besten funktioniert.

8.6 Schlafapnoe und ADHS

Schlafapnoe ist eine Schlafstörung, bei der die Atmung während des Schlafs zeitweise unterbrochen wird. Es gibt zwei Haupttypen von Schlafapnoe: **obstruktive Schlafapnoe (OSA)** und **zentrale Schlafapnoe (CSA)**. OSA ist die häufigere Form und tritt auf, wenn die Muskeln im Rachen während des Schlafs entspannen und die Atemwege blockieren.

Menschen mit ADHS können ein erhöhtes Risiko für Schlafapnoe haben. Eine Studie hat gezeigt, dass ADHS-Patienten ein vier- bis fünffach höheres Risiko für Schlafapnoe haben als Menschen ohne ADHS. Die genauen Gründe für diesen Zusammenhang sind noch nicht vollständig verstanden, aber es wird vermutet, dass neurobiologische und physiologische Faktoren eine Rolle spielen könnten.

Wenn du den Verdacht hast, dass du unter Schlafapnoe leidest, solltest du einen Arzt aufsuchen, der eine Untersuchung und gegebenenfalls eine Schlaflaboruntersuchung durchführt. Die Behandlung der Schlafapnoe kann auch dazu beitragen, die Symptome von ADHS zu lindern, da ein unzureichender und gestörter Schlaf die ADHS-Symptome verschlimmern kann.

Einige Tipps zur Bewältigung von Schlafapnoe bei Menschen mit ADHS sind:

- **Gewichtsreduktion**: Übergewicht kann zu Schlafapnoe beitragen, indem es den Druck auf die Atemwege erhöht. Eine Gewichtsabnahme kann dazu beitragen, das Risiko für Schlafapnoe zu reduzieren.

- **Seitenschlafen**: Das Schlafen auf der Seite kann dazu beitragen, die Atemwege offen zu halten und das Risiko von Atemaussetzern während des Schlafs zu reduzieren.

- **Vermeiden von Alkohol und Beruhigungsmitteln**: Alkohol und Beruhigungsmittel können die Muskulatur im Rachen entspannen und das Risiko für Atemaussetzer erhöhen.

- **Verwendung einer Schlafapnoe-Therapie**: Eine kontinuierliche positive Atemwegsdrucktherapie (**CPAP**) ist die häufigste Behandlung für Schlafapnoe. Dabei wird ein Gerät verwendet, das über eine Maske einen konstanten Luftstrom in die Atemwege leitet, um sie offen zu halten.

- **Gute Schlafhygiene**: Eine gute Schlafhygiene kann dazu beitragen, die Qualität des Schlafs zu verbessern und ADHS-Symptome zu lindern.

- **Unterkieferprotrusionsschiene**: Seit Anfang 2022 übernehmen gesetzliche Krankenkassen in Deutschland die Kosten für eine Unterkieferprotrusionsschiene, die helfen kann, die Atemwege während des Schlafs offen zu halten.

Es ist wichtig, Schlafapnoe ernst zu nehmen, da sie nicht nur die Lebensqualität beeinträchtigen, sondern auch zu schwerwiegenden gesundheitlichen Problemen führen kann, wenn sie nicht behandelt wird. Sprich mit deinem Arzt, wenn du glaubst, dass du unter Schlafapnoe leidest.

8.7 Narkolepsie und ADHS

Narkolepsie ist eine seltene neurologische Störung, die den Schlaf-Wach-Zyklus beeinflusst. Menschen mit Narkolepsie leiden unter übermäßiger Schläfrigkeit während des Tages und können unkontrollierte Schlafattacken erleben. Es gibt auch andere Symptome wie Kataplexie (plötzlicher Verlust der Muskelspannung) und Schlafparalyse (vorübergehende Unfähigkeit, sich nach dem Aufwachen oder kurz vor dem Einschlafen zu bewegen).

Es gibt einige **Überschneidungen** zwischen ADHS und Narkolepsie, da beide Störungen Schlafprobleme, Aufmerksamkeitsdefizite und Hyperaktivität verursachen können. Tatsächlich wurde festgestellt, dass eine höhere Prävalenz von ADHS bei Personen mit Narkolepsie vorliegt. Das bedeutet jedoch nicht, dass jeder, der an ADHS leidet, auch Narkolepsie hat oder umgekehrt.

Wenn du den Verdacht hast, dass du sowohl ADHS als auch Narkolepsie haben könntest, ist es wichtig, mit einem Facharzt für Schlafmedizin oder einem Neurologen zu sprechen. Eine gründliche Untersuchung und möglicherweise Schlaftests wie die Polysomnographie oder der Multiple Sleep Latency Test (MSLT) können helfen, die genaue Diagnose zu stellen.

Die Behandlung von Narkolepsie und ADHS kann komplex sein, da einige Medikamente für ADHS die Narkolepsie-Symptome verschlimmern können. In einigen Fällen können jedoch bestimmte Stimulanzien wie Methylphenidat oder Modafinil sowohl zur Behandlung von ADHS-Symptomen als auch zur Verbesserung der Wachsamkeit bei Narkolepsie eingesetzt werden.

Es ist wichtig, eng mit deinem Arzt zusammenzuarbeiten, um die beste Therapie für deine individuellen Bedürfnisse zu finden.

8.8 Ältere Erwachsene und Schlaf

Als älterer Erwachsener kannst du feststellen, dass dein Schlafmuster sich im Laufe der Jahre verändert hat. Dies ist normal, da sich der Schlafbedarf und die Schlafarchitektur im Alter verändern können. Du wirst vielleicht bemerken, dass du früher ins Bett gehst, früher aufwachst oder nachts öfter aufwachst. Hier sind einige Tipps, die dir helfen können, trotz dieser Veränderungen besser zu schlafen:

• Achte auf eine regelmäßige Schlafenszeit und Aufstehzeit, auch an Wochenenden. Dies hilft, deine innere Uhr im Gleichgewicht zu halten.

• Vermeide lange Nickerchen am Tag, insbesondere am Nachmittag. Kurze Power-Naps von 20-30 Minuten können jedoch hilfreich sein.

• Sorge für eine angenehme Schlafumgebung, indem du Lärm, Licht und Temperatur minimierst.

• Übe Entspannungstechniken vor dem Schlafengehen, um deinen Geist und Körper zu beruhigen. Atemübungen, Meditation oder sanfte Dehnübungen können hilfreich sein.

• Bleibe körperlich aktiv, aber vermeide intensive Bewegung spät am Abend, da dies deinen Schlaf stören kann.

• Achte auf deine Ernährung und vermeide große Mahlzeiten, koffeinhaltige Getränke und Alkohol vor dem Schlafengehen.

Sprich mit deinem Arzt oder einem Schlafspezialisten, wenn du trotz dieser Maßnahmen anhaltende Schlafprobleme hast. Es könnte sein, dass ein zugrunde liegendes Gesundheitsproblem oder eine Schlafstörung für deine Schlafprobleme verantwortlich ist.

Es ist wichtig zu wissen, dass Schlafveränderungen im Alter normal sind, aber wenn sie zu Beeinträchtigungen in deinem täglichen Leben führen, solltest du medizinische Hilfe in Anspruch nehmen.

8.9 Schlafprobleme bei Jugendlichen und jungen Erwachsenen

Jugendliche und junge Erwachsene haben oft ihre eigenen Herausforderungen, wenn es um Schlaf geht. Die Pubertät, schulische Anforderungen, soziale Aktivitäten und Veränderungen im Schlafbedürfnis können zu Schlafproblemen führen. Hier sind einige Faktoren und Tipps, die speziell für Jugendliche und junge Erwachsene relevant sind:

- **Pubertät**: Hormonelle Veränderungen während der Pubertät können den Schlafrhythmus beeinflussen und dazu führen, dass Jugendliche später einschlafen und später aufwachen möchten. Achte darauf, trotzdem regelmäßige Schlafenszeiten einzuhalten.

- **Sozialer Druck und Aktivitäten**: Partys, späte Veranstaltungen und der Wunsch, "dazuzugehören", können dazu führen, dass Jugendliche und junge Erwachsene ihren Schlaf vernachlässigen. Setze Prioritäten und finde eine Balance zwischen sozialen Aktivitäten und ausreichend Schlaf.

- **Schulische Anforderungen**: Stress und hohe Arbeitsbelastung in der Schule oder Universität können den Schlaf beeinträchtigen. Lerne, wie du effektiv mit Stress umgehst und plane genügend Zeit für Entspannung und Schlaf ein.

- **Schlafstörungen manifestieren**: In diesem Alter können sich Schlafstörungen manifestieren, die langfristige Probleme verursachen können. Wenn du unter anhaltenden Schlafproblemen leidest, sprich mit deinem Arzt oder einem Schlafspezialisten.

• **Langfristige Auswirkungen**: Unzureichender Schlaf in jungen Jahren kann langfristig zu chronischen Schlafproblemen und anderen gesundheitlichen Beschwerden führen. Achte daher auf deine Schlafgewohnheiten und sorge für einen gesunden Schlaf.

8.10 Einfluss von Medikamenten auf den Schlaf

Medikamente können einen erheblichen Einfluss auf deinen Schlaf haben, sowohl positiv als auch negativ. Bei Menschen mit ADHS ist es besonders wichtig, sich dessen bewusst zu sein und gegebenenfalls Anpassungen vorzunehmen.

- **ADHS-Medikamente**: Die Einnahme von ADHS-Medikamenten, insbesondere Stimulanzien, kann zu Schlafstörungen führen. Es kann sinnvoll sein, **abends unretardierte**, kurz wirksame ADHS-Medikamente einzunehmen, um den Schlaf weniger zu beeinträchtigen. Beachte jedoch, dass diese möglicherweise privat bezahlt werden müssen und du dies mit deinem Arzt besprechen solltest.

- **Frühe Einnahme von ADHS-Medikamenten**: Eine interessante Strategie, die bei einigen Menschen gut funktionieren kann, ist, die ADHS-Medikation **etwa eine Stunde vor dem Aufstehen** einzunehmen und dann noch einmal zu schlafen. Auf diese Weise hat die Medikation bereits ihre volle Wirkung entfaltet, sobald du aufstehst, was dir dabei hilft, leichter in den Tag zu starten.

- **Andere Medikamente**: Einige Medikamente, die zur Behandlung von Begleiterkrankungen oder anderen gesundheitlichen Problemen eingenommen werden, können ebenfalls den Schlaf beeinflussen. Informiere dich über mögliche Nebenwirkungen und sprich mit deinem Arzt, wenn du glaubst, dass ein Medikament deinen Schlaf stört.

- **Schlafunterstützende Medikamente**: In einigen Fällen kann es hilfreich sein, Medikamente zur Verbesserung des Schlafs einzunehmen. Hierzu zählen Melatonin oder andere schlaffördernde Präparate. Bespreche die Einnahme solcher Medikamente jedoch immer mit deinem Arzt, um sicherzustellen, dass sie für dich geeignet sind und keine negativen Wechselwirkungen mit anderen Medikamenten entstehen.

- **Anpassung der Medikamenteneinnahme**: Die Tageszeit, zu der du Medikamente einnimmst, kann einen Einfluss auf deinen Schlaf haben. Experimentiere mit verschiedenen Einnahmezeiten und bespreche dies mit deinem Arzt, um die optimale Wirkung zu erzielen und Schlafprobleme zu minimieren.

Durch eine sorgfältige Überwachung der Medikamenteneinnahme und Anpassungen bei Bedarf kannst du dazu beitragen, die Auswirkungen von Medikamenten auf deinen Schlaf zu reduzieren und insgesamt besser zu schlafen.

8.11 Chronische Schmerzen und Schlaf

Chronische Schmerzen können eine erhebliche Belastung für deinen Schlaf darstellen. Schmerzen, die dich nachts wach halten oder dich häufig aufwachen lassen, können zu Schlafstörungen und verminderter Schlafqualität führen. Hier sind einige Tipps, die dir helfen können, besser zu schlafen, wenn du unter chronischen Schmerzen leidest:

- **Schmerzmanagement**: Arbeite mit deinem Arzt zusammen, um eine wirksame Schmerztherapie zu entwickeln. Dies kann Medikamente, Physiotherapie, alternative Behandlungen oder eine Kombination aus verschiedenen Ansätzen umfassen.

- **Entspannungstechniken**: Erlernen von Entspannungstechniken wie progressiver Muskelentspannung, tiefer Atmung oder Meditation kann dazu beitragen, Schmerzen zu lindern und deinen Körper auf den Schlaf vorzubereiten.

- **Schlaflage**: Experimentiere mit verschiedenen Schlafpositionen, um herauszufinden, welche am bequemsten für dich ist und deine Schmerzen minimiert. Verwende gegebenenfalls Kissen, um bestimmte Körperteile zu stützen und Druckpunkte zu entlasten.

- **Wärmetherapie**: Die Anwendung von Wärme, z. B. durch ein warmes Bad vor dem Schlafengehen oder die Verwendung einer Wärmflasche, kann helfen, Schmerzen zu lindern und deine Muskulatur zu entspannen.

• **Regelmäßige Bewegung**: Sanfte Bewegung oder Übungen, die auf deine Bedürfnisse zugeschnitten sind, können dazu beitragen, Schmerzen zu reduzieren und die allgemeine Schlafqualität zu verbessern. Sprich mit deinem Arzt oder Physiotherapeuten über geeignete Übungen und Aktivitäten.

• **Stressreduktion**: Chronische Schmerzen können zu erhöhtem Stress führen, was wiederum den Schlaf beeinträchtigen kann. Finde Möglichkeiten, um Stress abzubauen, sei es durch Entspannungstechniken, Gesprächstherapie oder andere Ansätze, die für dich hilfreich sind.

ⓘ **Tipp**: Chronische Schmerzen bei ADHS-Patienten können eine Herausforderung darstellen, und es gibt einige Anzeichen dafür, dass **Naltrexon** in **niedriger Dosierung (!)** hilfreich sein könnte.

Naltrexon wirkt als Antagonist am Kappa-Opioid-Rezeptor und erhöht dadurch die Dopaminfreisetzung im Gehirn. Dies könnte sowohl die Schmerzsymptome als auch die ADHS-Symptome lindern.

Es ist wichtig zu beachten, dass viele deutsche Haus- und Fachärzte möglicherweise nicht mit der Verwendung von Naltrexon in niedriger Dosierung zur Behandlung von chronischen Schmerzen bei ADHS-Patienten vertraut sind. Trotzdem kann es sinnvoll sein, eine niedrige Dosis Naltrexon auszuprobieren, insbesondere weil es in der Regel wenig Nebenwirkungen hat. Spreche jedoch immer mit deinem Arzt, bevor du eine neue Behandlung beginnst oder Medikamente in deiner Therapie änderst.

9. Zielsetzung und Affirmationen

9.1 Einführung: Die Bedeutung von Zielen und Affirmationen für besseren Schlaf bei ADHS

Wenn du an ADHS leidest, kann das Finden von Strategien für einen besseren Schlaf besonders herausfordernd sein. Zielen und Affirmationen kommt dabei eine bedeutende Rolle zu. Durch das Setzen klarer Ziele und das Verwenden von positiven Affirmationen kannst du deinen Schlaf verbessern und deine Lebensqualität erhöhen. In diesem Kapitel konzentrieren wir uns darauf, wie du Ziele und Affirmationen nutzen kannst, um deinen Schlaf bei ADHS gezielt zu verbessern.

Ziele helfen dir, deinen Fokus auf das zu richten, was für dich wichtig ist, und ermöglichen dir, Schritte zur Verbesserung deiner Schlafqualität zu unternehmen. Durch das Setzen SMARTer Ziele erhältst du eine klare Struktur, um deinen Fortschritt zu verfolgen und anzupassen.

Affirmationen sind positive Aussagen, die du regelmäßig wiederholst, um deine Gedanken und Überzeugungen über deinen Schlaf zu verändern. Bei Menschen mit ADHS können sie besonders hilfreich sein, um den Fokus auf das Positive zu lenken und das Selbstvertrauen im Hinblick auf den eigenen Schlaf zu stärken.

In diesem Kapitel erfährst du, wie du SMARTe Ziele für besseren Schlaf setzen und Affirmationen formulieren kannst, die speziell auf deine Bedürfnisse als Mensch mit ADHS zugeschnitten sind. Außerdem bekommst du Beispiele und praktische Tipps, um Ziele und Affirmationen in deinen Alltag zu integrieren und so zu einer dauerhaften Verbesserung deines Schlafes beizutragen.

9.2 SMARTe Ziele setzen für besseren Schlaf

Um deine Schlafqualität nachhaltig zu verbessern, ist es wichtig, klare und realistische Ziele zu setzen. Die **SMART-Formel** kann dir dabei helfen, diese Ziele auf eine strukturierte und effektive Weise zu formulieren. SMART steht für:

• **Spezifisch**: Dein Ziel sollte klar und eindeutig formuliert sein.

•**Messbar**: Du solltest in der Lage sein, den Fortschritt und Erfolg deines Ziels messen zu können.

• **Attraktiv**: Das Ziel sollte für dich motivierend und interessant sein, damit du dich gerne damit beschäftigst.

• **Realistisch**: Das Ziel sollte erreichbar sein und in deinem realistischen Rahmen liegen.

• **Terminiert**: Setze dir einen Zeitrahmen, bis wann du das Ziel erreichen möchtest.

Besonders bei ADHS und Schlafproblemen ist es wichtig, große Ziele in kleinere, überschaubare Schritte zu unterteilen. Dies ermöglicht dir, kontinuierliche Fortschritte zu machen und Erfolgserlebnisse zu sammeln, ohne dich überwältigt zu fühlen.

Geduld und Durchhaltevermögen sind entscheidend, wenn es darum geht, deine Schlafziele zu erreichen. Menschen mit ADHS benötigen möglicherweise mehr Zeit, um ihre Ziele zu erreichen, da sie häufig mit impulsiven Verhaltensweisen und Ablenkungen zu kämpfen haben. Denke daran, dir regelmäßig deine Ziele ins Gedächtnis zu rufen und dich selbst daran zu erinnern, warum sie für dich wichtig sind. Es ist normal, dass der Fortschritt nicht immer linear verläuft, aber mit Beharrlichkeit und dem Fokus auf deine SMARTen Ziele kannst du deine Schlafqualität nachhaltig verbessern.

9.3 Beispiele für SMARTe Schlafziele bei ADHS

Hier sind einige Beispiele für SMARTe Schlafziele, die speziell auf Menschen mit ADHS zugeschnitten sind:

Beispiel 1

- **Spezifisch**: Ich möchte meine Einschlafzeit verkürzen und innerhalb von 30 Minuten einschlafen können.

- **Messbar**: Ich werde meine Einschlafzeit mit einer Schlaftagebuch-App oder einem Notizbuch festhalten.

- **Attraktiv**: Durch das schneller Einschlafen werde ich ausgeruhter aufwachen und mehr Energie für den Tag haben.

- **Realistisch**: Ich werde meine Schlafumgebung optimieren und Entspannungstechniken anwenden, um das Ziel zu erreichen.

- **Terminiert**: Ich werde in den nächsten 4 Wochen an diesem Ziel arbeiten und danach meinen Fortschritt überprüfen.

Beispiel 2

- **Spezifisch**: Ich möchte einen regelmäßigen Schlafrhythmus entwickeln und jeden Tag zur gleichen Zeit ins Bett gehen und aufstehen.

- **Messbar**: Ich werde meine Schlaf- und Aufwachzeiten in einer App oder einem Notizbuch festhalten, um meine Fortschritte zu überwachen.

- **Attraktiv**: Durch einen regelmäßigen Schlafrhythmus werde ich mich insgesamt fitter und energiegeladener fühlen.

- **Realistisch**: Ich werde mir einen Wecker stellen und eine entspannende Abendroutine einführen, um das Ziel zu erreichen.

- **Terminiert**: Ich werde in den nächsten 6 Wochen an diesem Ziel arbeiten und danach meinen Fortschritt überprüfen.

Beispiel 3

• **Spezifisch**: Ich möchte meine Schlafumgebung optimieren, um besser einschlafen zu können.

• **Messbar**: Ich werde drei Veränderungen in meinem Schlafzimmer vornehmen, die meinen Schlaf verbessern.

• **Attraktiv**: Eine optimierte Schlafumgebung wird dazu beitragen, dass ich mich entspannter fühle und schneller einschlafen kann.

• **Realistisch**: Ich werde mir Tipps und Anregungen aus diesem Buch holen, um sinnvolle Veränderungen in meiner Schlafumgebung vorzunehmen.

• **Terminiert**: Ich werde innerhalb der nächsten 4 Wochen die Veränderungen umsetzen und danach die Auswirkungen auf meinen Schlaf beobachten.

Beispiel 4

- **Spezifisch**: Ich möchte Entspannungstechniken erlernen, um leichter einzuschlafen.

- **Messbar**: Ich werde mindestens zwei Entspannungstechniken ausprobieren und praktizieren.

- **Attraktiv**: Durch das Erlernen von Entspannungstechniken werde ich besser abschalten und zur Ruhe kommen, was meinen Schlaf verbessern wird.

- **Realistisch**: Ich werde mir die in diesem Buch vorgestellten Entspannungstechniken ansehen und diejenigen auswählen, die mir am besten zusagen.

- **Terminiert**: Innerhalb der nächsten 6 Wochen werde ich die gewählten Entspannungstechniken regelmäßig anwenden und ihre Wirkung auf meinen Schlaf beobachten.

Diese Beispiele können dir helfen, eigene SMARTe Schlafziele zu formulieren, die auf deine individuellen Bedürfnisse und Herausforderungen als Mensch mit ADHS zugeschnitten sind.

Wichtig: Evaluiere deine Ziele regelmäßig und sei gnädig zu dir selbst!
Wenn du nur 40% Akku hast und diese 40% voll nutzt, hast du trotzdem 100% gegeben!

Suche dir auch Hilfe und Partner für dieses Thema. Es kann sehr hilfreich sein, seine Ziele einer vertrauten Person mitzuteilen und regelmäßig zu besprechen.

9.4 Affirmationen für besseren Schlaf

Affirmationen sind positive, bestärkende Sätze, die dazu beitragen können, die Einstellung und das Verhalten einer Person zu ändern. Sie sind ein mächtiges Werkzeug, um dein Denken und Handeln in Bezug auf deinen Schlaf zu verbessern, besonders wenn du mit ADHS zu kämpfen hast.

9.4.1 Grundlagen der Affirmationen

Affirmationen sind kurze, prägnante Sätze, die in der Gegenwart formuliert sind und eine positive Veränderung zum Ausdruck bringen. Indem du sie regelmäßig wiederholst, können sie dazu beitragen, deine Denkmuster und Überzeugungen zu verändern, um einen positiven Einfluss auf dein Leben und deinen Schlaf zu haben.

9.4.2 Positive Formulierungen

Bei der Erstellung von Affirmationen ist es wichtig, sie positiv und ohne Verneinungen zu formulieren. Das Unterbewusstsein nimmt keine Verneinungen wahr und konzentriert sich stattdessen auf die zugrunde liegende Botschaft. Zum Beispiel sollte die Affirmation "Ich schlafe jede Nacht tief und fest" verwendet werden, anstatt "Ich habe keine Schlafprobleme mehr".

9.4.3 Regelmäßige Praxis

Um von Affirmationen zu profitieren, ist es wichtig, sie regelmäßig zu üben. Du kannst sie laut oder leise wiederholen, aufschreiben, visualisieren oder in deinem Alltag verwenden, um dich auf deine Ziele und gewünschten Veränderungen zu konzentrieren. Du kannst Affirmationen morgens, abends oder zu jeder anderen Zeit üben, die für dich am besten funktioniert.

Einige Beispiele für Affirmationen, die speziell auf besseren Schlaf bei ADHS abzielen, könnten sein:

"Jede Nacht schlafe ich tief und erholsam."

"Ich lasse den Tag hinter mir und entspanne mich vollständig, um gut zu schlafen."

"Mein Schlafzimmer ist ein ruhiger und friedlicher Ort, der mich zum Schlafen einlädt."

"Ich habe die Fähigkeit, meine Gedanken zur Ruhe zu bringen und mich auf erholsamen Schlaf zu konzentrieren."

"Mein Körper und Geist sind bereit für einen erholsamen Schlaf."

Indem du diese Affirmationen regelmäßig übst und an deine individuellen Bedürfnisse anpasst, kannst du deinen Schlaf und dein allgemeines Wohlbefinden verbessern und gleichzeitig den Einfluss von ADHS auf dein Leben reduzieren.

50 Beispiele für Schlaf-Affirmationen bei ADHS:

1. "Ich bin dankbar für einen erfüllten Tag und freue mich auf erholsamen Schlaf."
2. "Ich vertraue darauf, dass mein Körper genau weiß, wie er tief und fest schlafen kann."
3. "Meine Gedanken beruhigen sich, und ich finde leicht in den Schlaf."
4. "Jede Nacht verbessert sich die Qualität meines Schlafes."
5. "Ich lasse alle Sorgen los und gehe entspannt in die Nacht."
6. "In der Nacht regenerieren sich Körper und Geist, und ich wache erholt auf."
7. "Ich schlafe schnell ein und genieße einen ununterbrochenen Schlaf."
8. "Meine Träume sind friedlich und nährend für meine Seele."
9. "Ich habe heute mein Bestes gegeben und verdiene nun einen erholsamen Schlaf."
10. "Mit jedem Atemzug werde ich ruhiger und schlafe leichter ein."
11. "Mein Schlaf ist tief, und ich wache morgens erfrischt auf."
12. "Ich umarme die Stille der Nacht und finde Frieden im Schlaf."
13. "Ich bin dankbar für mein Bett, das mir Komfort und Ruhe bietet."
14. "Ich bin stolz darauf, heute so viel geschafft zu ha-

ben, wie ich konnte, und freue mich auf die nächtliche Erholung."

15. "Meine nächtliche Routine bereitet mich optimal auf einen erholsamen Schlaf vor."
16. "Ich schlafe jede Nacht besser und wache energiegeladen auf."
17. "Während ich schlafe, erneuern sich meine Gedanken und mein Körper."
18. "Meine Entspannung vertieft sich mit jedem Atemzug, und ich gleite sanft in den Schlaf."
19. "Ich bin dankbar für meine Fähigkeit, mich nachts zu entspannen und einzuschlafen."
20. "Ich verdiene einen erholsamen Schlaf, der mir Energie für den kommenden Tag gibt."
21. "Mein Körper ist entspannt, mein Geist ist klar, und ich schlafe leicht ein."
22. "Ich bin dankbar für die nächtliche Stille, die mir hilft, mich auf meinen Schlaf zu konzentrieren."
23. "Mein Schlaf ist erholsam und gibt mir die Kraft, die ich für morgen brauche."
24. "Während ich schlafe, finde ich die Ruhe und Gelassenheit, die ich für meine täglichen Herausforderungen benötige."
25. "Ich vertraue darauf, dass die Nacht die Zeit ist, in der ich mich von den Anforderungen des Tages erhole, und schlafe tief und fest."
26. "Jede Nacht schlafe ich tief und erholsam."
27. "Ich lasse den Tag hinter mir und entspanne mich vollständig, um gut zu schlafen."

28. "Mein Schlafzimmer ist ein ruhiger und friedlicher Ort, der mich zum Schlafen einlädt."
29. "Ich habe die Fähigkeit, meine Gedanken zur Ruhe zu bringen und mich auf erholsamen Schlaf zu konzentrieren."
30. "Mein Körper und Geist sind bereit für einen erholsamen Schlaf."
31. "Mein Schlafplatz ist eine Oase der Ruhe, die mich einlädt, mich auszuruhen und zu entspannen."
32. "Ich lasse alle Erwartungen los und erlaube mir, in meinem eigenen Tempo zur Ruhe zu kommen."
33. "Meine innere Uhr stellt sich auf erholsamen Schlaf ein, sobald ich mich hinlege."
34. "Ich freue mich darauf, die Energie und Klarheit zu spüren, die ein guter Schlaf mir bringt."
35. "Mein Atem fließt ruhig und gleichmäßig und führt mich sanft in den Schlaf."
36. "Ich verbinde mich mit meinem Körper und spüre, wie er sich auf natürliche Weise entspannt."
37. "Mit jedem Schlafzyklus werde ich stärker, gesünder und fokussierter."
38. "Die Dunkelheit der Nacht bietet mir Schutz und Geborgenheit für einen tiefen Schlaf."
39. "Ich bin bereit, meinen Tag loszulassen und mich dem wohltuenden Schlaf hinzugeben."
40. "Ich erlaube mir, vollständig im gegenwärtigen Moment zu sein, während ich einschlafe und meine innere Ruhe finde."
41. "Mein Geist und Körper sind in Harmonie, während

ich mich dem Schlaf hingebe."

42. "Mit jedem Atemzug lasse ich Anspannung und Stress los und gleite in die Welt der Träume."
43. "Ich vertraue darauf, dass mein Körper genau weiß, wie viel Schlaf ich benötige, um ausgeruht aufzuwachen."
44. "Mein Bett ist ein sicherer Hafen, der mich erdet und mich in erholsamen Schlaf wiegt."
45. "In der Stille der Nacht finde ich Frieden und inneren Ausgleich."
46. "Ich ehre meine Schlafenszeit und achte darauf, mir genügend Raum für Ruhe und Erholung zu geben."
47. "Jede Nacht schlafe ich tiefer und fühl mich am nächsten Morgen erfrischt und erneuert."
48. "Der heilende Schlaf bringt mir Balance, Klarheit und innere Kraft."
49. "Ich fülle meinen Geist mit beruhigenden Gedanken und bereite mich darauf vor, in einen entspannten Schlafzustand zu gleiten."
50. "Während ich schlafe, arbeite ich an meinen Zielen und Träumen, und wache mit neuer Energie und Inspiration auf."

9.6 Integration von Zielsetzung und Affirmationen in den Alltag für besseren Schlaf

Die Integration von Zielsetzung und Affirmationen in den Alltag ist entscheidend, um langfristige Erfolge bei der Verbesserung des Schlafs zu erzielen. Hier sind einige Tipps, wie du Zielsetzung und Affirmationen effektiv in dein tägliches Leben einbauen kannst:

- **Schriftliche Aufzeichnung**: Schreibe deine Ziele und Affirmationen auf, um sie besser zu verinnerlichen. Bewahre sie an einem Ort auf, an dem du sie leicht sehen und darauf zurückgreifen kannst, zum Beispiel auf deinem Nachttisch oder in deinem Handy.

- **Tagesplanung**: Nimm dir jeden Morgen ein paar Minuten Zeit, um deine Schlafziele zu überprüfen und den Tag entsprechend zu planen. Berücksichtige dabei Faktoren wie körperliche Aktivitäten, Entspannungstechniken und die Schlafumgebung.

- **Affirmationen üben**: Wiederhole deine Affirmationen regelmäßig und laut, vorzugsweise morgens und abends. Du kannst sie auch in deinem Handy als Erinnerung einstellen oder sie auf Post-its in deinem Schlafzimmer oder an deinem Arbeitsplatz aufhängen.

- **Selbstreflexion**: Am Ende des Tages nimm dir ein paar Minuten Zeit, um über deine Schlafziele und Fortschritte nachzudenken. Analysiere, welche Maßnahmen gut funktioniert haben und welche Anpassungen vorgenommen werden müssen.

• **Geduld und Anpassung**: Sei geduldig mit dir selbst und verstehe, dass die Verbesserung des Schlafs bei ADHS Zeit und Anpassungen erfordert. Bleibe offen für Veränderungen und sei bereit, deine Ziele und Affirmationen entsprechend anzupassen.

• **Unterstützung suchen**: Sprich mit Familie, Freunden oder Therapeuten über deine Schlafziele und Affirmationen. Sie können dir wertvolle Ratschläge geben und dich in schwierigen Momenten unterstützen.

• **Visualisierung**: Nutze die Kraft der Visualisierung, um dir vorzustellen, wie sich dein Leben mit besserem Schlaf verbessert. Visualisiere deine Ziele und Affirmationen, um dein Unterbewusstsein auf Erfolg auszurichten.

Indem du diese Tipps befolgst und konsequent an der Integration von Zielsetzung und Affirmationen in deinen Alltag arbeitest, wirst du besseren Schlaf erreichen und deine Lebensqualität mit ADHS verbessern.

9.7 Überprüfung und Anpassung der Schlafziele und Affirmationen

Es ist wichtig, die Schlafziele und Affirmationen regelmäßig zu überprüfen und bei Bedarf anzupassen, um auf Veränderungen im Leben und Fortschritte bei der Verbesserung des Schlafs zu reagieren. Hier sind einige Tipps, wie du deine Schlafziele und Affirmationen effektiv überprüfen und anpassen kannst:

- **Regelmäßige Überprüfung**: Setze dir feste Termine, um deine Schlafziele und Affirmationen zu überprüfen, beispielsweise alle zwei Wochen oder monatlich. Notiere dir, welche Fortschritte du gemacht hast und welche Herausforderungen du erlebt hast.

- **Analyse des Fortschritts**: Untersuche, welche Ziele erreicht wurden und welche noch ausstehen. Identifiziere auch, welche Affirmationen am hilfreichsten waren und welche möglicherweise angepasst werden müssen.

- **Anpassung der Ziele**: Wenn du feststellst, dass einige Ziele unrealistisch sind oder nicht mehr relevant, passe sie entsprechend an. Es ist wichtig, flexibel zu sein und Ziele an veränderte Lebensumstände oder neue Erkenntnisse anzupassen.

- **Aktualisierung der Affirmationen**: Ändere oder ergänze Affirmationen, die nicht mehr zutreffend sind oder nicht die gewünschte Wirkung zeigen. Neue Affirmationen können hilfreich sein, um sich auf unterschiedliche Aspekte des Schlafs zu konzentrieren.

• **Selbstbeobachtung**: Höre auf dein inneres Empfinden und deine Intuition, um zu erkennen, wann Anpassungen notwendig sind. Selbstreflexion und ehrliche Selbsteinschätzung sind entscheidend für den langfristigen Erfolg.

• **Feiern von Erfolgen**: Vergiss nicht, deine erreichten Ziele und Fortschritte zu feiern und dich selbst für deine Bemühungen zu belohnen. Dies kann dazu beitragen, die Motivation aufrechtzuerhalten und das Selbstvertrauen zu stärken.

• **Aufgeschlossen bleiben**: Sei offen für neue Techniken, Ansätze und Erkenntnisse in Bezug auf Schlaf und ADHS. Die Schlafforschung entwickelt sich ständig weiter, und es ist wichtig, auf dem Laufenden zu bleiben und bereit zu sein, Neues auszuprobieren.

Indem du deine Schlafziele und Affirmationen regelmäßig überprüfst und anpasst, kannst du sicherstellen, dass sie weiterhin relevant und hilfreich sind, um besseren Schlaf und ein erfüllteres Leben mit ADHS zu erreichen.

9.8 Abschlussgedanken: Langfristige Perspektive und persönliches Wachstum im Hinblick auf Schlaf und ADHS

Das Verfolgen von Schlafzielen und die Anwendung von Affirmationen sind wichtige Schritte, um den Schlaf und das allgemeine Wohlbefinden bei Menschen mit ADHS zu verbessern. Bei der Umsetzung dieser Strategien ist es wichtig, eine langfristige Perspektive einzunehmen und das persönliche Wachstum im Auge zu behalten. Hier einige abschließende Gedanken:

- **Geduld und Ausdauer**: Die Verbesserung des Schlafs bei ADHS ist ein langfristiges Unterfangen, das Geduld und Ausdauer erfordert. Es ist wichtig, realistische Erwartungen zu haben und sich darauf einzustellen, dass Fortschritte schrittweise erfolgen.

- **Selbstmitgefühl**: Sei nachsichtig mit dir selbst, wenn du Schwierigkeiten oder Rückschläge erlebst. Niemand ist perfekt, und es ist normal, dass Veränderungen Zeit und Anstrengungen erfordern.

- **Akzeptanz**: Akzeptiere, dass ADHS ein Teil von dir ist, und arbeite daran, deine Stärken und Schwächen zu verstehen und anzunehmen. Nutze die Erkenntnisse, die du auf dieser Reise gewonnen hast, um ein ausgeglicheneres und erfüllteres Leben zu führen.

• **Anpassungsfähigkeit**: Sei bereit, deine Strategien und Herangehensweisen bei Bedarf anzupassen. Jeder Mensch ist einzigartig, und was für eine Person funktioniert, funktioniert möglicherweise nicht für eine andere. Experimentiere und finde heraus, was für dich am besten funktioniert.

• **Kontinuierliches Lernen**: Bleibe auf dem Laufenden über neue Forschungsergebnisse und Techniken zur Verbesserung des Schlafs bei ADHS. Sei offen für neue Ideen und bereit, dein Wissen und deine Fähigkeiten ständig zu erweitern.

• **Unterstützung suchen**: Sprich mit anderen Menschen mit ADHS, um Ratschläge, Unterstützung und Verständnis zu erhalten. Eine starke Gemeinschaft kann dir helfen, motiviert zu bleiben und neue Perspektiven und Ideen zu gewinnen.

Durch die Verfolgung einer langfristigen Perspektive und die Fokussierung auf persönliches Wachstum kannst du effektiv an der Verbesserung deines Schlafs und deines Lebens mit ADHS arbeiten. Dieser Prozess ist eine Reise, aber mit der richtigen Einstellung, den richtigen Werkzeugen und der Unterstützung kannst du bedeutende Fortschritte erzielen und ein erfüllteres Leben führen.

10. Gute Nacht Geschichten für Erwachsene mit ADHS

In unserer Kindheit erzählten uns unsere Eltern oder Großeltern oft Gute-Nacht-Geschichten, um uns zu beruhigen und uns auf den Schlaf vorzubereiten. Als Erwachsene haben wir diese Praxis jedoch oft aufgegeben. Dabei kann das Zuhören oder Lesen von beruhigenden Geschichten auch für Erwachsene eine wunderbare Möglichkeit sein, den Geist zu entspannen und sich auf eine erholsame Nacht vorzubereiten, insbesondere für Menschen mit ADHS.

In diesem Kapitel habe ich zehn Gute-Nacht-Geschichten für Erwachsene mit ADHS zusammengestellt. Die Geschichten sind in verschiedenen Stilen verfasst und sollen beruhigend, erhellend und inspirierend sein. Wenn dir diese Geschichten guttun und dir beim Entspannen helfen, kannst du auch weitere Geschichten und Bücher für Erwachsene in ähnlichen Stilrichtungen suchen. Denke jedoch daran, am Abend auf lehrreiche Bücher zu verzichten, da diese den Geist eher anregen als entspannen.

Nun, lasse uns mit der ersten Geschichte im buddhistischen Weisheiten-Stil beginnen, gefolgt von einem Märchen, Lyrischen Geschichten, Fabeln und weiteren Geschichten.

Geschichte 1: Der Holzfäller und die stumpfe Säge

Es war einmal ein fleißiger Holzfäller, der Tag für Tag tief im Wald arbeitete, um genug Holz für seine Familie und sein Dorf zu sammeln. Eines Tages bemerkte er, dass das Sägen mit seiner Säge immer mühsamer wurde und ihm immer mehr Kraft abverlangte. Doch statt innezuhalten und seine Säge zu schärfen, dachte er, dass er keine Zeit dafür hätte und einfach weitermachen müsse.

Tage vergingen und der Holzfäller spürte, wie erschöpft er war und wie wenig Holz er trotz seiner Anstrengungen sammeln konnte. Ein weiser Mönch, der durch den Wald wanderte, bemerkte den erschöpften Holzfäller und fragte ihn, warum er nicht seine Säge schärfen würde, um leichter und effizienter arbeiten zu können.

Der Holzfäller antwortete dem Mönch: "Ich habe keine Zeit dafür, ich muss weitermachen und Holz sammeln, um meine Familie und mein Dorf zu versorgen. Wenn ich aufhöre zu sägen, um die Säge zu schärfen, werde ich noch weniger Holz haben."

Der Mönch lächelte und erwiderte: "Wenn du dir die Zeit nimmst, deine Säge zu schärfen, wirst du feststellen, dass du viel effizienter arbeiten kannst und letztendlich mehr Holz sammeln wirst, als wenn du mit einer stumpfen Säge arbeitest."

Der Holzfäller dachte über die Worte des Mönchs nach und beschloss, seiner Weisheit zu folgen. Er nahm sich die Zeit, seine Säge zu schärfen und bemerkte schnell, wie viel leichter und schneller er arbeiten konnte. Dank dieser einfachen Veränderung konnte er mehr Holz sammeln und gleichzeitig mehr Zeit mit seiner Familie und seinen Freunden verbringen.

Diese Geschichte lehrt uns, dass es manchmal notwendig ist, innezuhalten und uns um unser Werkzeug, in diesem Fall unseren Geist und Körper, zu kümmern, um effizienter und glücklicher zu sein. Für Menschen mit ADHS ist es besonders wichtig, sich die Zeit zu nehmen, um Strategien zu entwickeln und Hilfe zu suchen, um mit den Herausforderungen umzugehen und letztendlich ein erfüllteres Leben zu führen.

Geschichte 2: Der Fluss des Lebens

In einem weit entfernten Tal lebte einst ein alter weiser Mann, der oft am Ufer eines Flusses meditierte. Die Menschen im Dorf suchten ihn immer wieder auf, um von seiner Weisheit zu lernen und Antworten auf ihre Fragen zu erhalten.

Eines Tages kam eine junge Frau aus dem Dorf zu ihm und erzählte ihm von ihren Schwierigkeiten beim Einschlafen. Sie hatte das Gefühl, dass ihre Gedanken sie nachts wach hielten und sie nicht zur Ruhe kommen konnte. Der weise Mann hörte aufmerksam zu und bat sie, sich zu ihm an den Fluss zu setzen.

Gemeinsam beobachteten sie das Wasser, das sanft und unaufhaltsam vorbeifloss. Der alte Mann erklärte der jungen Frau: "Siehst du den Fluss hier? Er fließt stetig und beharrlich in Richtung Meer, ungeachtet der Hindernisse und Schwierigkeiten auf seinem Weg. So wie der Fluss seinen Weg findet, solltest auch du lernen, dich mit dem Fluss des Lebens zu bewegen."

Die junge Frau hörte aufmerksam zu und fragte, wie sie das tun könne. Der weise Mann antwortete: "Lerne, deine Gedanken wie das Wasser im Fluss fließen zu lassen. Sie kommen und gehen, und es ist in Ordnung, sie wahrzunehmen, aber versuche nicht, sie festzuhalten oder dich von ihnen überwältigen zu lassen. Lass sie einfach vorbeiziehen und kehre immer wieder zu deinem Atem zurück."

Die junge Frau nahm diese Weisheit an und begann, ihre Gedanken als fließendes Wasser zu betrachten, das sie nicht aufhalten musste. Mit der Zeit fand sie die Ruhe, die sie suchte, und konnte leichter einschlafen, indem sie sich auf ihren Atem konzentrierte und die Gedanken vorbeiziehen ließ.

Diese Geschichte lehrt uns, dass es wichtig ist, die ständigen Veränderungen des Lebens anzunehmen und uns nicht von unseren Gedanken und Sorgen überwältigen zu lassen. Für Menschen mit ADHS kann diese Perspektive besonders hilfreich sein, um innere Ruhe zu finden und einen erholsamen Schlaf zu fördern.

Geschichte 3: Der Löwe und das Kaninchen

In einem dichten Wald lebte ein großer, starker Löwe, der alle Tiere in der Umgebung in Schrecken versetzte. Er war ungeduldig und leicht reizbar, und die Tiere hatten Angst, ihm zu begegnen. In diesem Wald lebte auch ein kleines, schlankes Kaninchen, das trotz seiner geringen Größe sehr klug war.

Eines Tages traf das Kaninchen auf den Löwen, der ihm drohte, es zu fressen. Das Kaninchen blieb jedoch ruhig und sagte: "Oh großer Löwe, ich verstehe, dass du hungrig bist, aber ich habe eine wichtige Botschaft für dich. Ich habe gehört, dass ein noch größerer und stärkerer Löwe in diesem Wald lebt. Solltest du nicht erst mit ihm kämpfen, um herauszufinden, wer der König des Waldes ist?"

Der Löwe war von seiner eigenen Stärke überzeugt, aber die Neugier siegte. Er beschloss, das Kaninchen zu verschonen und folgte ihm durch den Wald. Das Kaninchen führte den Löwen zu einem tiefen, ruhigen See, in dem der Löwe sein Spiegelbild sah. Der Löwe dachte, er sähe den anderen Löwen und brüllte wütend, doch sein vermeintlicher Gegner tat genau dasselbe.

Der Löwe sprang ins Wasser, um den vermeintlichen Rivalen zu bekämpfen, und kämpfte bis zur Erschöpfung, während das Kaninchen zusah. Schließlich erkannte der Löwe, dass er gegen sein eigenes Spiegelbild gekämpft hatte, und der Kampf gegen sich selbst war der schwierigste von allen. Er verstand, dass er seine eigene Unruhe und Aggression überwinden musste, um Frieden zu finden.

Das Kaninchen sprach: "Oh großer Löwe, manchmal sind die größten Kämpfe die, die wir mit uns selbst führen. Lerne, deine innere Unruhe und Impulsivität zu zähmen, und du wirst Frieden finden."

Diese Geschichte erinnert uns daran, dass es wichtig ist, unsere inneren Kämpfe zu erkennen und uns selbst gegenüber geduldig und verständnisvoll zu sein. Für Menschen mit ADHS kann es besonders hilfreich sein, Selbstreflexion zu üben, um innere Unruhe und Impulsivität zu zähmen und so einen besseren Schlaf zu fördern.

Geschichte 4: Die Frösche und die Milchkanne

Eines Tages fielen zwei Frösche in eine tiefe Milchkanne, in der sie hilflos umherschwammen. Die glatten Seiten der Kanne machten es ihnen unmöglich, wieder hinauszuklettern, und so schwammen sie immer weiter, um nicht unterzugehen.

Nach einer Weile wurde einer der Frösche müde und verlor die Hoffnung, sich aus der misslichen Lage befreien zu können. Er sagte zu seinem Freund: "Es hat keinen Sinn mehr, weiterzustrampeln. Wir werden es nie schaffen, hier herauszukommen. Wir sollten einfach aufgeben." Und so tat er es – er hörte auf zu schwimmen, sank auf den Grund der Kanne und ertrank.

Der andere Frosch hingegen war entschlossen, weiterzukämpfen und sich nicht unterkriegen zu lassen. Er schwamm und strampelte unermüdlich, obwohl seine Beine schmerzten und seine Lungen nach Luft rangen. Als er immer weiter strampelte, begann die Milch um ihn herum langsam, sich zu verändern. Die ständige Bewegung verwandelte die Milch allmählich in Butter.

Schließlich bildete sich genug Butter, sodass der Frosch auf die feste Masse springen konnte. Von dort aus gelang es ihm, aus der Kanne zu hüpfen und sich in Sicherheit zu bringen. Durch seine Hartnäckigkeit und seinen unerschütterlichen Willen hatte er das Unmögliche möglich gemacht.

Diese Geschichte lehrt uns, dass wir in schwierigen Situationen niemals aufgeben sollten, egal wie aussichtslos sie erscheinen mögen. Auch wenn wir mit Herausforderungen wie ADHS und Schlafstörungen konfrontiert sind, können Durchhaltevermögen und Entschlossenheit dazu beitragen, unsere Situation zu verbessern und uns letztendlich zum Erfolg führen.

Geschichte 5: Wenn die Nacht am dunkelsten ist, beginnt der neue Tag

In einem kleinen Dorf, weit entfernt von der Hektik der Stadt, lebte ein weiser Mann. Die Dorfbewohner schätzten seine Weisheit und suchten oft seinen Rat in schwierigen Zeiten. Eines Tages kam ein junger Mann zu ihm, der verzweifelt nach Antworten suchte, um seine Schlaflosigkeit und die ständigen Gedanken, die ihm keine Ruhe ließen, zu bewältigen.

Der weise Mann hörte geduldig zu und sagte schließlich: "Erinnere dich, mein Sohn, wenn die Nacht am dunkelsten ist, beginnt der neue Tag. Es gibt immer Hoffnung, auch in den schwierigsten Zeiten."

Der junge Mann war verwirrt und fragte: "Aber wie kann das sein? Die Dunkelheit scheint endlos, und ich sehe keine Hoffnung am Horizont."

Der weise Mann lächelte sanft und erklärte: "Die Nacht mag dunkel sein, aber sie ist auch eine Zeit der Ruhe und Erholung. Wenn du geduldig bist und auf das Licht wartest, wirst du feststellen, dass die Dunkelheit nachlässt, und ein neuer Tag voller Möglichkeiten und Hoffnung beginnt."

Er fuhr fort: "Versuche, die Nacht als eine Zeit der Heilung und Regeneration zu betrachten, anstatt dich auf die Dunkelheit zu konzentrieren. Nutze diese Zeit, um dich auf deine Atmung zu konzentrieren, deine Gedanken zur Ruhe kommen zu lassen und dich auf das Licht am Ende der Dunkelheit zu freuen. Du wirst feststellen, dass der Schlaf kommen wird, wenn du dich darauf einlässt, und die Hoffnung auf einen neuen Tag wird dich durch die dunkelsten Stunden begleiten."

Der junge Mann nahm die Worte des weisen Mannes zu Herzen und begann, seine Sichtweise auf die Nacht und seine Schlafprobleme zu ändern. Langsam, aber sicher fand er seinen Weg zurück in den erholsamen Schlaf und lernte, dass selbst in den dunkelsten Stunden immer die Hoffnung auf einen neuen, strahlenden Tag besteht.

Die Geschichte zeigt uns, dass es wichtig ist, unsere Perspektive zu ändern und Hoffnung und Heilung in den Herausforderungen zu finden, denen wir begegnen. So können wir auch bei ADHS und Schlafstörungen lernen, die Nacht als eine Zeit der Ruhe und Erholung zu betrachten und uns auf die neuen Möglichkeiten zu freuen, die jeder Tag mit sich bringt.

Geschichte 6: Das Vergleichen ist das Ende des Glücks und der Anfang der Unzufriedenheit

In einem fernen Land, in dem die Sonne immer schien und die Blumen in den schönsten Farben blühten, lebten zwei beste Freunde, Mia und Lila. Sie waren unzertrennlich und teilten ihre Freuden und Sorgen miteinander. Doch trotz ihrer engen Freundschaft bemerkten sie Unterschiede zwischen ihnen.

Mia war gut in Mathe und Wissenschaft, während Lila ein begabtes Talent in Kunst und Musik besaß. Im Laufe der Zeit begannen sie, sich miteinander zu vergleichen und fühlten sich unzufrieden mit ihren eigenen Fähigkeiten und Erfolgen. Mia beneidete Lilas künstlerische Fähigkeiten, und Lila wünschte sich, sie wäre genauso klug wie Mia.

Eines Tages bemerkte eine weise Frau die Traurigkeit in ihren Augen und fragte sie nach dem Grund ihrer Unzufriedenheit. Die Mädchen gestanden, dass sie sich miteinander verglichen und das Gefühl hatten, nicht gut genug zu sein.

Die weise Frau lächelte und sagte: "Meine lieben Kinder, das Vergleichen ist das Ende des Glücks und der Anfang der Unzufriedenheit. Jeder von euch hat einzigartige Talente und Fähigkeiten, die ihr der Welt geben könnt. Anstatt euch auf die Unterschiede zu konzentrieren, feiert das, was euch besonders macht, und unterstützt einander auf eurem Weg."

Mia und Lila erkannten die Wahrheit in den Worten der weisen Frau und beschlossen, sich auf ihre eigenen Stärken und Talente zu konzentrieren, anstatt sich miteinander zu vergleichen. Sie fanden heraus, dass sie glücklicher waren, wenn sie ihre Unterschiede feierten und sich gegenseitig unterstützten, anstatt ihre Freundschaft durch Vergleiche zu belasten.

Diese Geschichte lehrt uns, dass das Vergleichen unser Glück und Zufriedenheit beeinträchtigen kann, insbesondere wenn es um Schlaf und ADHS geht. Jeder Mensch ist einzigartig und hat seinen eigenen Weg, um mit Herausforderungen umzugehen. Indem wir uns darauf konzentrieren, unsere individuellen Stärken und Fähigkeiten zu fördern, können wir ein erfüllteres und zufriedeneres Leben führen, ohne uns ständig mit anderen zu vergleichen.

Geschichte 7: Das Königreich der Träume

Vor langer, langer Zeit, in einem Land weit, weit weg, gab es ein Königreich namens Schlummerland. In diesem wunderschönen Land, umgeben von sanften Hügeln und duftenden Blumenwiesen, lebten Menschen, Tiere und magische Kreaturen friedlich zusammen. Hier war der Schlaf heilig, und jeder wusste, wie wichtig ein guter Nachtschlaf für das Wohlbefinden und das Glück der Bewohner war.

Im Zentrum des Königreichs befand sich ein majestätisches Schloss, in dem König Morpheus und Königin Somnia regierten. Sie waren weise und gütige Herrscher, die sich liebevoll um ihr Volk kümmerten und dafür sorgten, dass jeder im Lande ausreichend Schlaf und süße Träume bekam.

Die Bewohner des Schlummerlands hatten ein besonderes Ritual, das sie jeden Abend vor dem Schlafengehen durchführten. Sie würden sich um ein großes, warmes Lagerfeuer versammeln und Geschichten erzählen. Die Geschichten waren voller Magie, Abenteuer und Lebensweisheiten, die dazu beitrugen, die Herzen und Gedanken der Zuhörer zu beruhigen und sie auf eine erholsame Nacht vorzubereiten.

Eines Abends, als König Morpheus und Königin Somnia gemeinsam mit ihrem Volk am Lagerfeuer saßen, trat eine junge Frau namens Lila vor und erzählte eine Geschichte, die sie selbst erlebt hatte. Es war die Geschichte eines tapferen Ritters, der gegen seine eigenen inneren Dämonen kämpfte und lernte, sich selbst anzunehmen, trotz seiner Schwächen und Unzulänglichkeiten.

Die Geschichte berührte die Herzen der Zuhörer zutiefst, und als die Nacht hereinbrach, gingen sie, von Lilas Worten inspiriert, in ihre Häuser und legten sich zu Bett. In dieser Nacht träumten sie alle von einer Welt, in der sie ihre Ängste und Sorgen überwinden und ihre wahren Stärken entdecken konnten.

Die Bewohner von Schlummerland wussten, dass das Teilen von Geschichten und das gemeinsame Erleben von beruhigenden und inspirierenden Momenten ihnen half, friedliche Nächte zu verbringen. Sie lehrten ihre Kinder und ihre Kinder lehrten wiederum ihre eigenen Kinder, und so wurde das Ritual von Generation zu Generation weitergegeben.

Diese Geschichte lehrt uns die Kraft der Geschichten und wie sie uns helfen können, unsere Gedanken zu beruhigen und uns auf eine erholsame Nacht vorzubereiten. Egal, ob du mit ADHS oder Schlafproblemen zu kämpfen hast, das Eintauchen in eine magische Welt voller Abenteuer und Lebensweisheiten kann dir dabei helfen, Frieden und Ruhe zu finden, bevor du dich in die Arme von Morpheus begibst.

Geschichte 8: Die Harmonie der Natur

Eines Tages, lieber Leser, findest Du Dich in einem prächtigen Wald wieder. Du spazierst langsam durch das weiche Moos und lauschst den sanften Klängen um Dich herum. Die Vögel zwitschern in den Bäumen, und ein leichter Wind streicht durch die Blätter, die ein beruhigendes Rascheln erzeugen.

Du atmest tief ein und nimmst den Duft der frischen Waldluft wahr, ein berauschendes Aroma von feuchter Erde und grünem Laub. Mit jedem Atemzug fühlst Du Dich entspannter, und Deine Gedanken beginnen zur Ruhe zu kommen.

In der Ferne hörst Du das sanfte Plätschern eines Baches, der sich seinen Weg durch den Wald bahnt. Du folgst dem Klang, bis Du schließlich am Ufer des Baches ankommst. Das klare Wasser fließt ruhig dahin, und Du kannst den Kies am Grund sehen.

Du setzt Dich auf einen großen Stein am Ufer und lässt Deine Füße ins kühle Nass gleiten. Die erfrischende Kühle zieht durch Deinen Körper und löst jegliche Anspannung. Du schließt die Augen und lauschst dem Rhythmus des Wassers, wie es über die Steine fließt und weiter in den Wald hineinzieht.

In diesem Moment erkennst Du die Harmonie der Natur, die Dich umgibt, und wie sie Dir hilft, Deine innere Ruhe und Gelassenheit wiederzufinden. Du erinnerst Dich daran, dass es wichtig ist, Dir Zeit für solche Momente der Entspannung zu nehmen, um Deine Batterien wieder aufzuladen und den Herausforderungen des Lebens gestärkt zu begegnen.

Mit einem Lächeln auf den Lippen stehst Du auf und machst Dich auf den Weg zurück durch den Wald und spürst die neue Energie, Kraft, Freunde, Mut & Unerschütterlichkeit.

Geschichte 9: Die Laterne im Nebel

An einem nebligen Abend, lieber Leser, begibst Du Dich auf einen Spaziergang durch die vertrauten Straßen Deiner Stadt. Die Straßenlaternen werfen ein gedämpftes Licht auf den nassen Asphalt, und Du hörst das leise Tropfen des Regens, der von den Dächern fällt.

Du gehst langsam und achtsam, genießend, wie der Nebel Deine Umgebung in einen geheimnisvollen Schleier hüllt. Deine Gedanken scheinen in der Stille des Abends zur Ruhe zu kommen, und Du beginnst, Dich entspannt und gelassen zu fühlen.

Plötzlich bemerkst Du in der Ferne eine einzelne Laterne, die durch den Nebel hindurchscheint. Das warme Licht zieht Dich magisch an, und Du beschließt, darauf zuzugehen. Je näher Du kommst, desto heller wird das Licht und es scheint, als ob es alle Schatten und Sorgen vertreibt, die Du mit Dir trägst.

Als Du die Laterne schließlich erreichst, stehst Du einen Moment lang still und lässt das Licht auf Dich wirken. Du spürst, wie es Dein Herz erwärmt und Dir ein Gefühl von Geborgenheit und Sicherheit schenkt. In diesem Moment erkennst Du, dass das Licht der Laterne ein Symbol für die Hoffnung und die Kraft in Dir ist, die Dich auch in den dunkelsten Zeiten leiten und stützen kann.

Mit diesem Gedanken im Hinterkopf setzt Du Deinen Spaziergang fort, den Nebel hinter Dir lassend und fest entschlossen, das Licht der Hoffnung in Deinem Herzen am Leben zu erhalten.

Geschichte 10: Wo Licht ist, ist auch Schatten

An einem sonnigen Tag, lieber Leser, findest Du Dich in einem wunderschönen Garten wieder. Bunte Blumen blühen in den Beeten, Schmetterlinge flattern von Blüte zu Blüte, und die Vögel zwitschern fröhlich in den Bäumen. Du genießt die Wärme der Sonne auf Deinem Gesicht und spürst, wie Deine Sorgen und Anspannungen langsam von Dir abfallen.

Während Du durch den Garten schlenderst, bemerkst Du jedoch, dass nicht jeder Bereich in hellem Sonnenlicht getaucht ist. An manchen Stellen werfen die Bäume und Sträucher tiefe Schatten, und Du siehst, dass auch in diesen schattigen Ecken Leben gedeiht. Farne und Moose bedecken den Boden, und in den Ästen der Bäume entdeckst Du Vögel, die hier Schutz vor der sengenden Sonne suchen.

Du setzt Dich auf eine Bank im Schatten und beginnst, über das Zusammenspiel von Licht und Schatten nachzudenken. Dir wird bewusst, dass in jedem Leben sowohl sonnige als auch schattige Momente existieren, und dass diese Gegensätze untrennbar miteinander verbunden sind. In den hellen Zeiten können wir Freude, Glück und Erfolg genießen, während die dunkleren Phasen uns die Gelegenheit geben, innezuhalten, nachzudenken und zu wachsen.

Mit dieser Erkenntnis im Herzen erhebst Du Dich von der Bank und trittst wieder ins Sonnenlicht. Du beschließt, die hellen und dunklen Aspekte Deines Lebens gleichermaßen zu schätzen, denn Du weißt, dass sie zusammen ein Gleichgewicht bilden, das Dich zu dem Menschen macht, der Du heute bist.

Geschichte 11: Der Fuchs und der Storch

Es war einmal ein schlauer Fuchs, der in einem großen Wald lebte. Eines Tages beschloss er, eine Dinnerparty für seine Freunde zu veranstalten, um seine Beliebtheit und seinen Ruf als großzügiger Gastgeber zu festigen. Unter seinen Gästen war ein weiser Storch, der hoch oben in den Bäumen lebte.

Der Fuchs war von Natur aus hinterhältig und entschied, dass er den Storch eine Lektion in Demut erteilen wollte. Also servierte er das Essen für alle Gäste auf flachen Tellern. Die anderen Tiere konnten problemlos von den Tellern essen, doch der Storch mit seinem langen Schnabel konnte kaum Nahrung aufnehmen. Der Storch war hungrig und verärgert, aber er sagte nichts und behielt seine Würde.

Einige Zeit später beschloss der Storch, den Fuchs zu einer Dinnerparty in seinem eigenen Baumhaus einzuladen. Der Fuchs, geschmeichelt von der Einladung, nahm sie gerne an. Doch als er ankam, wurde das Essen in langen, schmalen Krügen serviert. Der Storch und die anderen Vögel konnten problemlos aus den Krügen trinken, aber der Fuchs konnte mit seiner breiten Schnauze nichts davon erreichen.

Der Storch sah den frustrierten Fuchs an und sagte: "Freund Fuchs, manchmal müssen wir erfahren, wie es sich anfühlt, in den Schuhen eines anderen zu stehen, um wahre Empathie und Verständnis zu entwickeln."

Der Fuchs erkannte seine Fehler und entschuldigte sich beim Storch. Von diesem Tag an war er ein nachdenklicherer und respektvollerer Gastgeber.

Die Lehre aus dieser Geschichte ist, dass wir uns bemühen sollten, andere so zu behandeln, wie wir selbst behandelt werden möchten. Wenn wir Empathie und Verständnis gegenüber anderen zeigen, können wir eine tiefere Verbindung und ein harmonischer Leben entwickeln.

Geschichte 12: Der Skorpion und der Fuchs

Eines Tages traf ein Skorpion am Ufer eines reißenden Flusses auf einen schlauen Fuchs. Der Skorpion wollte den Fluss überqueren, doch er wusste, dass er die starke Strömung nicht allein bewältigen konnte. Deshalb bat er den Fuchs um Hilfe.

Der Fuchs war zunächst misstrauisch und sagte: "Warum sollte ich dir helfen? Du könntest mich stechen, während ich dich trage, und dann würde ich sterben."

Der Skorpion versuchte, den Fuchs zu beruhigen: "Warum sollte ich das tun? Wenn ich dich steche, während wir den Fluss überqueren, werde auch ich sterben, da ich nicht schwimmen kann."

Diese Logik schien dem Fuchs vernünftig, und er stimmte zu, den Skorpion auf seinem Rücken über den Fluss zu tragen. Als sie die Mitte des Flusses erreichten, spürte der Fuchs plötzlich einen stechenden Schmerz in seinem Rücken. Der Skorpion hatte ihn tatsächlich gestochen.

"Warum hast du das getan?" rief der Fuchs entsetzt aus, als er spürte, wie das Gift sich in seinem Körper ausbreitete. "Jetzt werden wir beide sterben!"

Der Skorpion zuckte mit den Schultern und antwortete: "Es tut mir leid, aber es liegt in meiner Natur."

Die Moral dieser Geschichte lehrt uns, dass wir uns der Natur von uns selbst und anderen bewusst sein müssen. Manchmal sind die Handlungen von anderen das Ergebnis ihrer grundlegenden Charaktereigenschaften, und es ist wichtig, sich dessen bewusst zu sein, um uns selbst und unsere Umgebung besser zu verstehen und zu schützen.

Geschichte 13: Das Surfen auf den Wellen des Lebens

Einst lebte ein weiser Mönch in einem kleinen Dorf am Meer. Die Bewohner des Dorfes schätzten seine Weisheit und kamen oft zu ihm, um ihm von ihren Problemen und Sorgen zu erzählen.

Eines Tages kam ein junger Mann zu ihm und klagte über die Schwierigkeiten, die er in seinem Leben hatte. "Meister", sagte er, "das Leben ist so hart und unberechenbar. Ich fühle mich von den Wellen des Lebens überrollt und weiß nicht, wie ich mich ihnen stellen soll."

Der Mönch lächelte und nahm den jungen Mann mit an den Strand. Dort sahen sie, wie Surfer gekonnt auf den Wellen ritten. "Siehst du die Surfer?", fragte der Mönch. "Sie haben gelernt, die Wellen des Meeres zu nutzen und darauf zu reiten, anstatt sich von ihnen überwältigen zu lassen."

"Das Leben ist wie das Meer", fuhr der Mönch fort. "Es bringt ständig Wellen hervor, einige groß und andere klein. Manche sind ruhig, während andere wild und unberechenbar sind. Du kannst die Wellen nicht kontrollieren oder aufhalten, aber du kannst lernen, auf ihnen zu surfen."

Der junge Mann schaute nachdenklich auf die Surfer und fragte: "Aber wie kann ich lernen, auf den Wellen des Lebens zu surfen, Meister?"

"Indem du übst, geduldig und achtsam zu sein", antwortete der Mönch. "Achte auf deine Atmung und bringe dich ins Gleichgewicht. Lerne, die Wellen des Lebens zu akzeptieren und dich ihnen anzupassen, anstatt gegen sie anzukämpfen. Nur dann wirst du in der Lage sein, auf ihnen zu surfen und die Schönheit und Freude des Lebens zu erkennen."

Der junge Mann dankte dem Mönch und nahm seine Weisheit zu Herzen. Von diesem Tag an begann er, die Wellen des Lebens als Gelegenheit zum Wachstum und zur Selbstentwicklung zu betrachten, und lernte schließlich, auf ihnen zu surfen.

Geschichte 14: Das Auto und die Abkühlungsphase

Es war einmal ein wunderschönes, schnelles Auto, das für seine beeindruckende Geschwindigkeit und Leistung bekannt war. Das Auto liebte es, auf den Straßen zu rasen und seine Kraft zu demonstrieren. Oft fuhr es mit Höchstgeschwindigkeit und brachte alle seine PS auf die Straße.

Eines Tages, nach einer besonders rasanten Fahrt, fuhr das Auto direkt in die Garage, um sich auszuruhen. Der Besitzer des Autos, der wusste, dass das Auto nach solchen Fahrten Zeit zum Abkühlen benötigte, beobachtete besorgt, wie das Auto in die Garage fuhr, ohne sich abzukühlen. Die Motorhaube war noch heiß und der Motor lief immer noch auf Hochtouren.

Der Besitzer trat vorsichtig an das Auto heran und sagte: "Du musst nach solchen Fahrten wirklich Zeit zum Abkühlen nehmen. Du kannst nicht einfach von 100 auf 0 gehen – das ist nicht gut für dich und deine inneren Mechanismen."

Das Auto hörte aufmerksam zu und erkannte, dass der Besitzer Recht hatte. Es war wichtig, nach einer Hochgeschwindigkeitsfahrt genügend Zeit zum Abkühlen zu lassen, bevor es in die Garage fuhr und sich ausruhte. Das Auto beschloss, dem Rat des Besitzers zu folgen und sich in Zukunft Zeit zum Abkühlen zu nehmen.

Diese Geschichte zeigt uns, dass es auch für Menschen mit ADHS wichtig ist, nach einer intensiven Aktivität oder einem langen Tag Zeit zum Abkühlen zu nehmen, bevor sie schlafen gehen. Wir können nicht einfach von 100 auf 0 gehen – unser Körper und unser Geist benötigen Zeit, um sich zu entspannen und zur Ruhe zu kommen. Indem wir uns diese Zeit geben, können wir besser schlafen und uns insgesamt wohler fühlen.

11. Fallbeispiele

In diesem Kapitel werden wir uns einige Fallbeispiele ansehen, die sowohl Erfolgsgeschichten als auch Herausforderungen und Lösungen im Zusammenhang mit ADHS und Schlafproblemen zeigen. Diese Fallbeispiele sollen den Lesern helfen, aus den Erfahrungen anderer zu lernen und mögliche Lösungen für ihre eigenen Schlafprobleme zu finden.

11.1 Erfolgsgeschichten

In diesem Abschnitt werden wir Erfolgsgeschichten von Menschen mit ADHS präsentieren, die ihre Schlafprobleme überwunden oder verbessert haben. Diese Geschichten sollen inspirieren und zeigen, dass es möglich ist, trotz ADHS einen besseren Schlaf zu finden.

11.1.1 Erfolgsgeschichte 1

Laura ist eine 32-jährige Frau, die seit ihrer Kindheit mit ADHS lebt. Sie hatte immer Schwierigkeiten, abends einzuschlafen und morgens aufzuwachen. Ihre Gedanken kreisten ständig, und sie fühlte sich oft unruhig, wenn sie versuchte, sich hinzulegen und zur Ruhe zu kommen.

Nach Jahren der Frustration und mehreren erfolglosen Versuchen, ihre Schlafprobleme in den Griff zu bekommen, entschied sich Laura, professionelle Hilfe zu suchen. Sie besuchte eine Schlafklinik, in der sie eine umfassende Schlafbewertung erhielt. Dabei wurde festgestellt, dass sie unter einer leichten Schlafapnoe litt, die ihre Schlafqualität beeinträchtigte.

Laura begann, auf Anraten ihres Schlafspezialisten, ihre Schlafhygiene zu verbessern. Sie legte eine feste Schlafenszeit fest, begrenzte ihre Bildschirmzeit vor dem Schlafengehen und schuf eine entspannende Schlafumgebung. Zudem begann sie, eine Atemmaske zur Behandlung ihrer Schlafapnoe zu tragen.

Um ihre Gedanken zu beruhigen und sich auf den Schlaf vorzubereiten, entwickelte Laura auch eine Entspannungsroutine vor dem Schlafengehen. Sie führte Atemübungen durch, meditierte und las entspannende Bücher. Durch die Kombination dieser Änderungen bemerkte sie eine deutliche Verbesserung ihrer Schlafqualität und ihrer Tagesmüdigkeit.

Laura ist heute begeistert von den Fortschritten, die sie gemacht hat. Sie schläft besser ein, wacht seltener auf und fühlt sich tagsüber wacher und energiegeladener. Obwohl sie immer noch gelegentlich Schlafprobleme hat, fühlt sie sich besser gerüstet, um diese Herausforderungen zu bewältigen, und ist optimistisch, dass sie weiterhin Fortschritte machen wird.

11.1.2 Erfolgsgeschichte 2

Max ist ein 28-jähriger Mann, der erst vor einigen Jahren die Diagnose ADHS erhielt. Er hatte immer Schwierigkeiten, sich auf seine Arbeit und soziale Aktivitäten zu konzentrieren, aber es waren seine Schlafprobleme, die ihm am meisten zu schaffen machten. Max lag oft stundenlang wach, während er darüber nachdachte, was er am nächsten Tag erledigen musste oder welche Aufgaben er noch nicht abgeschlossen hatte.

Nachdem Max die Diagnose ADHS erhalten hatte, begann er, mit seinem Arzt zusammenzuarbeiten, um einen geeigneten Behandlungsplan zu entwickeln. Dazu gehörte die Verschreibung von ADHS-Medikamenten, die Max dabei halfen, sich besser zu konzentrieren und seine täglichen Aufgaben effektiver zu bewältigen. Trotz dieser Verbesserungen hatte Max jedoch immer noch Schwierigkeiten mit seinem Schlaf.

Auf Empfehlung seines Arztes besuchte Max einen Therapeuten, der auf kognitive Verhaltenstherapie (CBT) spezialisiert war. Gemeinsam arbeiteten sie daran, Max' Denkmuster zu identifizieren, die seinen Schlaf negativ beeinflussten, und entwickelten Strategien, um diese Gedanken zu bewältigen. Max lernte, seine Sorgen und Ängste aufzuschreiben, bevor er ins Bett ging, um sie aus seinem Kopf zu bekommen.

Max führte auch neue Routinen ein, um seine Schlafumgebung zu verbessern. Er schaffte einen bequemeren Bettrahmen und eine neue Matratze an, investierte in Verdunkelungsvorhänge und begann, einen Luftbefeuchter im Schlafzimmer zu verwenden. Zusätzlich führte er eine regelmäßige Schlafenszeit ein und begann, sich vor dem Schlafengehen zu dehnen, um Verspannungen abzubauen.

Dank dieser Veränderungen und der Unterstützung durch seinen Therapeuten und Arzt hat Max nun eine deutliche Verbesserung seiner Schlafqualität festgestellt. Er schläft schneller ein, hat weniger nächtliche Aufwachphasen und fühlt sich insgesamt ausgeruhter und leistungsfähiger. Max ist stolz darauf, wie weit er gekommen ist und freut sich darauf, seinen Fortschritt fortzusetzen.

11.1.3 Erfolgsgeschichte 3

Sophie ist eine 35-jährige Frau, die seit ihrer Kindheit mit ADHS und Schlafproblemen kämpft. Sie hatte oft Schwierigkeiten einzuschlafen, wachte mehrmals in der Nacht auf und fühlte sich morgens unausgeruht. Als Erwachsene beeinträchtigten diese Schlafprobleme Sophies Arbeitsleistung, ihr Familienleben und ihre emotionale Gesundheit.

Trotz der Einnahme von ADHS-Medikamenten und dem Versuch, verschiedene Entspannungstechniken anzuwenden, blieben Sophies Schlafprobleme bestehen. Als sie eines Tages auf ein Online-Forum für Menschen mit ADHS stieß, las sie über die Erfahrungen anderer Betroffener und fand schließlich einen Beitrag über Schlafhygiene und die Bedeutung von Tageslicht für die Regulierung des Schlaf-Wach-Zyklus.

Sophie beschloss, ihren eigenen Tagesablauf und ihre Schlafumgebung zu überprüfen und stellte fest, dass sie mehrere Verbesserungen vornehmen konnte. Sie begann damit, ihren Bildschirmkonsum am Abend zu reduzieren und stattdessen entspannende Aktivitäten wie Lesen oder Meditation auszuüben. Außerdem achtete sie darauf, während des Tages regelmäßige Pausen einzulegen und sich Zeit für Bewegung und frische Luft zu nehmen.

Sophie stellte auch fest, dass ihre Wohnung nur wenig Tageslicht erhielt. Deshalb kaufte sie sich eine Tageslichtlampe und begann, diese jeden Morgen für 30 Minuten zu nutzen. Dadurch wurde ihr zirkadianer Rhythmus besser reguliert, und sie bemerkte, dass sie abends leichter einschlafen konnte.

Diese Veränderungen in Kombination mit der fortgesetzten Einnahme ihrer ADHS-Medikamente und regelmäßigen Gesprächen mit ihrem Arzt führten dazu, dass Sophies Schlafqualität erheblich verbessert wurde. Sie fühlt sich nun energiegeladener und konzentrierter, was ihr ermöglicht, ihre Arbeit und ihr Familienleben besser zu bewältigen. Sophie ist dankbar für die Unterstützung, die sie erhalten hat, und freut sich darauf, ihre Schlafgewohnheiten weiter zu optimieren.

11.2 Herausforderungen und Lösungen

In diesem Abschnitt werden wir einige der häufigsten Herausforderungen untersuchen, denen sich Menschen mit ADHS gegenübersehen, wenn sie versuchen, ihre Schlafprobleme zu bewältigen. Wir werden auch mögliche Lösungen diskutieren, die dir helfen können, diese Herausforderungen zu überwinden.

11.2.1 Herausforderung 1: Einschlafprobleme

Markus ist ein 28-jähriger Mann mit ADHS, der Schwierigkeiten hat, abends einzuschlafen. Er verbringt oft Stunden im Bett, bevor er endlich einschläft. Die Gedanken in seinem Kopf kreisen unaufhörlich, und er hat das Gefühl, dass er einfach nicht abschalten kann. Dies führt dazu, dass er morgens übermüdet und erschöpft ist und sich während des Tages nur schwer konzentrieren kann.

11.2.1.1 Lösungsvorschlag A: Progressive Muskelentspannung

Eine Möglichkeit, die Markus ausprobieren kann, ist die progressive Muskelentspannung. Diese Technik hilft dabei, den Körper und den Geist zu entspannen, indem man systematisch verschiedene Muskelgruppen anspannt und dann wieder entspannt. Indem Markus lernt, wie er seine Muskeln bewusst entspannen kann, kann er seine Gedanken beruhigen und leichter einschlafen. Um diese Technik effektiv zu erlernen, kann Markus zunächst eine Anleitung oder geführte Meditation verwenden, bis er sich mit dem Verfahren vertraut gemacht hat.

11.2.1.2 Lösungsvorschlag B: Einschlafritual

Ein weiterer Lösungsansatz für Markus ist die Etablierung eines Einschlafrituals. Indem er jeden Abend vor dem Schlafengehen eine entspannende Routine durchführt, signalisiert er seinem Körper und Geist, dass es Zeit ist, zur Ruhe zu kommen und sich auf den Schlaf vorzubereiten. Sein Einschlafritual kann beispielsweise aus einer warmen Dusche, dem Lesen eines Buches oder dem Hören von beruhigender Musik bestehen. Wichtig ist, dass er während dieser Zeit auf Bildschirme und andere elektronische Geräte verzichtet, da diese das Einschlafen erschweren können.

11.2.2 Herausforderung 2: Durchschlafprobleme

Julia ist eine 35-jährige Frau mit ADHS, die zwar gut einschlafen kann, aber Schwierigkeiten hat, durchzuschlafen. Sie wacht häufig mitten in der Nacht auf und hat dann Probleme, wieder einzuschlafen. Dies führt dazu, dass sie tagsüber müde und unkonzentriert ist und oft das Gefühl hat, nicht ausgeruht zu sein.

11.2.2.1 Lösungsvorschlag A: Schlafumgebung optimieren

Eine Möglichkeit für Julia, ihre Durchschlafprobleme zu lösen, besteht darin, ihre Schlafumgebung zu optimieren. Dazu kann sie darauf achten, dass ihr Schlafzimmer kühl, dunkel und ruhig ist. Sie kann auch überprüfen, ob ihre Matratze und ihr Kissen für sie bequem sind und gegebenenfalls Anpassungen vornehmen. Eine weitere Maßnahme ist, störende Geräusche oder Lichtquellen zu minimieren, beispielsweise durch das Verwenden von Ohrstöpseln oder einer Schlafmaske.

11.2.2.2 Lösungsvorschlag B: Entspannungstechniken und mentale Strategien

Julia kann auch verschiedene Entspannungstechniken und mentale Strategien ausprobieren, um nachts leichter wieder einzuschlafen, wenn sie aufwacht. Eine Technik, die ihr helfen kann, ist die 4-7-8-Atemübung, bei der sie vier Sekunden lang einatmet, den Atem sieben Sekunden lang anhält und anschließend acht Sekunden lang ausatmet. Diese Übung kann dazu beitragen, den Geist zu beruhigen und den Körper zu entspannen.

Eine weitere mentale Strategie, die Julia ausprobieren kann, ist die Visualisierung. Sie kann versuchen, sich an einen angenehmen und entspannenden Ort zu denken, wie einen Strand oder einen ruhigen Wald. Indem sie sich auf diese angenehme Umgebung konzentriert, kann sie ihre Gedanken von ihren Sorgen und dem Druck, einschlafen zu müssen, ablenken und so leichter wieder in den Schlaf finden.

11.2.3 Herausforderung 3: Tagesmüdigkeit

Max, ein 28-jähriger Mann mit ADHS, hat Schwierigkeiten, tagsüber wach und konzentriert zu bleiben. Er kämpft mit ständiger Müdigkeit und Erschöpfung, was sich negativ auf seine Arbeitsleistung und sein Privatleben auswirkt. Max sucht nach Wegen, um seine Tagesmüdigkeit zu bewältigen und seine Energie und Konzentration zu steigern.
Siehe hierzu auch das Thema unterschiedliche Arten & Ursachen von Müdigkeit: emotionale Müdigkeit, mentale Müdigkeit und physische Müdigkeit

11.2.3.1 Lösungsvorschlag A: Regelmäßige Pausen und körperliche Aktivität

Um seine Tagesmüdigkeit zu bekämpfen, kann Max versuchen, während des Tages regelmäßige Pausen einzulegen. Dies kann ihm helfen, seinen Geist zu erfrischen und seine Energie wiederherzustellen. Max sollte auch darauf achten, regelmäßige körperliche Aktivitäten in seinen Alltag zu integrieren. Sport und Bewegung können dazu beitragen, die Energie und die Stimmung zu steigern und die Schlafqualität zu verbessern. Max kann zum Beispiel in seiner Mittagspause einen kurzen Spaziergang machen oder sich für ein Fitnessstudio in der Nähe seines Arbeitsplatzes anmelden.

11.2.3.2 Lösungsvorschlag B: Schlafhygiene und Nickerchen

Eine weitere Möglichkeit für Max, seine Tagesmüdigkeit zu reduzieren, ist die Verbesserung seiner Schlafhygiene. Dazu gehört, dass er zu festen Zeiten ins Bett geht und aufsteht, auch an Wochenenden, und dafür sorgt, dass seine Schlafumgebung ruhig, dunkel und komfortabel ist. Es kann auch hilfreich sein, abendliche Bildschirmzeiten zu reduzieren und auf koffeinhaltige Getränke am Abend zu verzichten.

Zusätzlich kann Max gezielte Nickerchen in seinen Tagesablauf einbauen, um seine Energie wiederherzustellen. Kurze Nickerchen von 20-30 Minuten können dazu beitragen, die Müdigkeit zu reduzieren, ohne den nächtlichen Schlaf zu beeinträchtigen. Es ist jedoch wichtig, dass Max darauf achtet, nicht zu lange oder zu spät am Tag zu schlafen, da dies seinen nächtlichen Schlaf stören könnte.

11.2.4 Herausforderung 4: High- und Low-Energy-Days bei ADHS

Sarah, 25 jährige Frau mit ADHS, steht vor der Herausforderung, dass sie an manchen Tagen mehr Energie und Konzentration hat als an anderen. Um ihre Morgenroutine an diese unterschiedlichen Energieniveaus anzupassen und das Beste aus jedem Tag herauszuholen, entwickelt sie folgende Lösungsvorschläge:

Lösungsvorschlag A: Flexible Morgenroutine

Sarah erstellt zwei verschiedene Morgenroutinen, je nachdem, ob sie einen High- oder Low-Energy-Tag hat. An High-Energy-Tagen widmet sie sich einer ausführlicheren Hautpflege, einschließlich Reinigung, Toner, Serum, Feuchtigkeitscreme und Sonnenschutz, gefolgt von einem vollständigen Make-up. An Low-Energy-Tagen konzentriert sie sich auf eine vereinfachte Hautpflege, indem sie nur Reinigung und Feuchtigkeitscreme aufträgt und ein leichtes Make-up verwendet.

Lösungsvorschlag B: Priorisierung der Morgenaktivitäten

Anstatt zwei verschiedene Morgenroutinen zu erstellen, entscheidet sich Sarah dafür, ihre Morgenaktivitäten nach Priorität zu ordnen. Sie listet alle Aktivitäten auf, die sie in ihrer Morgenroutine durchführen möchte, und priorisiert sie. An High-Energy-Tagen arbeitet sie die Liste von oben nach unten ab, einschließlich der erweiterten Hautpflege und des Make-ups. An Low-Energy-Tagen konzentriert sie sich auf die wichtigsten Punkte der Liste, wie z.B. die Basis-Hautpflege und ein einfaches Make-up. So kann sie ihre Energie effizienter nutzen und sich an ihre wechselnden Energielevel anpassen.

11.3 Dranbleiben und langfristige Veränderungen für Menschen mit ADHS

Für Menschen mit ADHS kann es schwierig sein, langfristig an Veränderungen festzuhalten und nicht in die Opferrolle zu geraten. Hier sind einige Strategien, die dabei helfen können, dauerhafte Verbesserungen im Schlafverhalten und im Umgang mit Herausforderungen zu erreichen:

• **Kleine, erreichbare Schritte**: Anstatt radikale Veränderungen auf einmal vorzunehmen, ist es hilfreich, kleinere, erreichbare Schritte zu setzen. Zum Beispiel könnte das allmähliche Reduzieren der Bildschirmzeit am Abend, insbesondere das sogenannte "Doom Scrolling" auf Social-Media-Plattformen wie TikTok, dazu beitragen, den Schlaf zu verbessern. Indem man zunächst die Bildschirmzeit um 10 Minuten reduziert und dann langsam weitere 10 Minuten einspart, kann man nach und nach gesündere Gewohnheiten etablieren.

• **Selbstmitgefühl und Geduld**: Veränderungen brauchen Zeit, und es ist wichtig, sich selbst gegenüber geduldig und verständnisvoll zu sein. Anstatt sich selbst für Rückschläge zu kritisieren, sollte man sich daran erinnern, dass niemand perfekt ist und dass es normal ist, Schwierigkeiten zu haben.

• **Unterstützende Umgebung**: Das Schaffen einer unterstützenden Umgebung kann dazu beitragen, langfristig dranzubleiben. Dies kann beinhalten, Freunde oder Familienmitglieder um Unterstützung zu bitten, sich einer Selbsthilfegruppe anzuschließen oder sich an einen Therapeuten oder Coach zu wenden.

- **Fortschritte feiern**: Es ist wichtig, die Fortschritte, die man gemacht hat, zu erkennen und zu feiern. Das kann helfen, die Motivation aufrechtzuerhalten und das Selbstvertrauen zu stärken.

- **Verantwortung übernehmen**: Um nicht in eine Opferrolle zu geraten, ist es entscheidend, die Verantwortung für das eigene Wohlbefinden und den Schlaf zu übernehmen. Anstatt sich auf äußere Umstände oder andere Personen zu konzentrieren, sollte man sich auf die Dinge konzentrieren, die man selbst kontrollieren und verändern kann.

Indem man diese Strategien befolgt, kann man langfristige Verbesserungen im Schlafverhalten und im Umgang mit ADHS-bezogenen Herausforderungen erreichen, ohne in eine Opferrolle zu geraten.

Eine Weisheit aus dem Kung Fu dazu:
Übung macht den Meister!

12. Praktische Vorlagen und Anleitungen

In diesem Kapitel stelle ich dir eine Reihe von praktischen Vorlagen und Anleitungen zur Verfügung, die dir dabei helfen sollen, deinen Schlaf und dein Wohlbefinden bei ADHS zu verbessern. Einige dieser Vorlagen kannst du direkt kopieren und für deine eigenen Zwecke verwenden, während andere eher inhaltliche Ideen geben sollen. Ich empfehle dir, die Vorlagen als Inspiration zu nehmen und deine eigenen, individuellen Vorlagen zu erstellen, die genau auf deine Bedürfnisse zugeschnitten sind. So kannst du sicherstellen, dass sie optimal zu deinem persönlichen Lebensstil und deinen Zielen passen und dir dabei helfen, langfristig erfolgreich zu sein.

Weitere Vorlagen zum Download findest du unter:

adhs-training.net/schlafbuch-bonus

Schlaftagebuch

Ein Schlaftagebuch sollte verschiedene Punkte abdecken, um ein umfassendes Bild der Schlafgewohnheiten und -qualität zu erhalten. Hier sind einige Punkte, die in einem Schlaftagebuch enthalten sein sollten:

- **Datum**: Notiere das Datum, um die Einträge im Schlaftagebuch chronologisch zu verfolgen.

- **Einschlafzeit**: Schreibe auf, wann du tatsächlich eingeschlafen bist.

- **Aufwachzeit**: Notiere, wann du morgens aufgewacht bist.

- **Schlafdauer**: Berechne, wie lange du geschlafen hast, basierend auf der Einschlaf- und Aufwachzeit.

- **Schlafqualität**: Bewerte die Qualität deines Schlafes auf einer Skala von 1 (sehr schlecht) bis 10 (sehr gut).

- **Anzahl der nächtlichen Erwachen**: Zähle, wie oft du während der Nacht aufgewacht bist.

- **Einschlafhilfen**: Notiere, ob du Schlafmittel oder andere Einschlafhilfen verwendet hast.

- **Abendliche Aktivitäten**: Schreibe auf, welche Aktivitäten du in den letzten ein bis zwei Stunden vor dem Schlafengehen unternommen hast (z. B. Fernsehen, Lesen, Meditation).

- **Abendessen und Getränke**: Notiere, was du zum Abendessen gegessen und getrunken hast, einschließlich koffeinhaltiger und alkoholischer Getränke.

- **Tagesaktivitäten**: Schreibe kurz auf, welche Aktivitäten du tagsüber unternommen hast, wie zum Beispiel Arbeit, Sport oder soziale Aktivitäten.

- **Stress- und Emotionslevel**: Bewerte dein Stress- und Emotionslevel am Abend auf einer Skala von 1 (sehr niedrig) bis 10 (sehr hoch).

- **Schlafumgebung**: Notiere, ob es in deiner Schlafumgebung Faktoren gab, die deinen Schlaf beeinträchtigt haben könnten (z. B. Lärm, Licht, Temperatur).

- **Besondere Vorkommnisse**: Schreibe auf, ob es besondere Ereignisse oder Umstände gab, die deinen Schlaf beeinflusst haben könnten.

Ein regelmäßig geführtes **Schlaftagebuch** kann dabei helfen, Muster und Zusammenhänge zwischen Schlafgewohnheiten und anderen Lebensbereichen zu erkennen und so gezielte Veränderungen vorzunehmen, um die Schlafqualität zu verbessern.

Schlaftagebuch

__/__/__

Mo Di Mi Do Fri Sa So

Einschlafzeit:

Aufwachzeit:

Schlafdauer:

Schlafqualität:

Anzahl der nächtlichen Erwachen:

Einschlafhilfen:

Abendliche Aktivitäten:

Abendessen & Getränke:

Tagesaktivitäten:

Stress- und Emotionslevel:

Schlafumgebung:

Besondere Vorkommnisse:

Energie-Level-Tracker

Energie-Level Traker

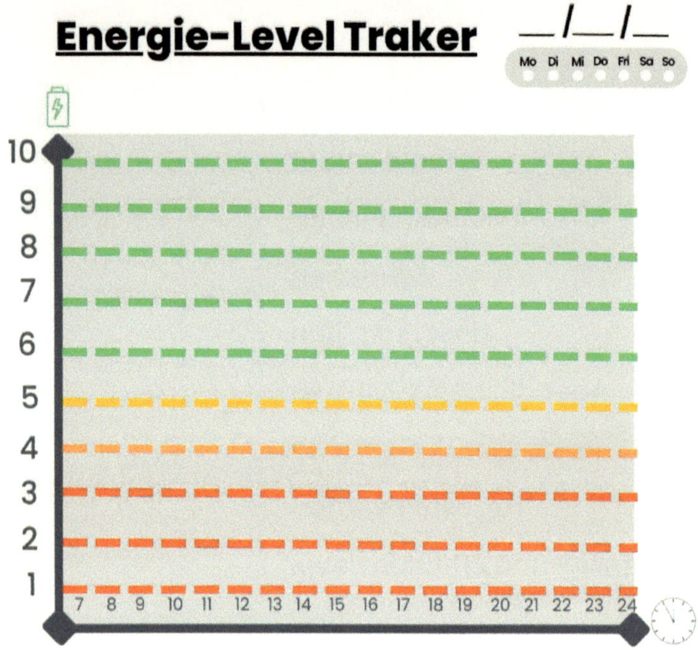

Medikamente + Uhrzeit:

Besondere Ereignisse:

Erfolgsjournal

Ein Erfolgsjournal ist ein nützliches Werkzeug, um Fortschritte, Erfolge und positive Aspekte deines Lebens zu dokumentieren. Es kann helfen, das Selbstbewusstsein zu stärken und Motivation für weitere Erfolge aufzubauen. Hier sind einige Punkte, die in einem Erfolgsjournal enthalten sein sollten:

- **Datum**: Notiere das Datum, um die Einträge im Erfolgsjournal chronologisch zu verfolgen.

- **Tageserfolge**: Schreibe jeden Tag mindestens drei Erfolge auf, die du an diesem Tag erzielt hast. Sie können groß oder klein sein, beruflich oder persönlich. Es ist wichtig, jeden Tag positive Aspekte zu finden, um eine positive Denkweise aufzubauen.

- **Dankbarkeit**: Notiere jeden Tag mindestens drei Dinge, für die du dankbar bist. Dankbarkeit hilft, den Fokus auf positive Aspekte des Lebens zu lenken und eine optimistische Einstellung zu fördern.

- **Lektionen**: Schreibe auf, welche Lektionen oder Erkenntnisse du an diesem Tag gewonnen hast. Das können persönliche Einsichten, neue Fähigkeiten oder Kenntnisse sein, die du erworben hast.

- **Herausforderungen**: Notiere die Herausforderungen, denen du begegnet bist, und wie du sie bewältigt hast. Dies kann dazu beitragen, das Selbstbewusstsein zu stärken und die Fähigkeit, mit Schwierigkeiten umzugehen, zu verbessern.

• **Ziele und Fortschritte**: Schreibe auf, welche Ziele du verfolgst und welche Fortschritte du dabei gemacht hast. Dies hilft, den Fokus auf das Erreichen von Zielen zu legen und motiviert, weiterhin hart zu arbeiten.

• **Selbstreflexion**: Reflektiere über deine Gefühle, Gedanken und Verhaltensweisen an diesem Tag. Wie haben sie zu deinen Erfolgen und Herausforderungen beigetragen? Was könntest du in Zukunft anders machen?

• **Affirmationen**: Schreibe positive Affirmationen auf, die dir helfen, deine Ziele zu erreichen und ein positives Selbstbild zu fördern.

Ein regelmäßig geführtes Erfolgsjournal kann dazu beitragen, ein positives Mindset aufzubauen, Selbstbewusstsein zu stärken und Motivation für weitere Erfolge zu schaffen. Es kann auch als hilfreiche Ressource dienen, um auf vergangene Erfolge zurückzublicken und Inspiration für die Zukunft zu ziehen.

Erfolgsjournal __/__/__

Mo Di Mi Do Fri Sa So

Tageserfolg 1:

Tageserfolg 2:

Tageserfolg 3:

Dankbarkeit:

Lektionen:

Herausforderungen:

Ziele und Fortschritte:

Selbstreflexion:

Affirmationen:

Medikamenten- und Therapie-Tracker

Ein **Medikamenten- und Therapie-Tracker** kann dabei helfen, den Überblick über verschiedene Behandlungsansätze, Medikamenteneinnahmen und Therapiesitzungen zu behalten. Dies kann besonders nützlich sein, um deren Wirksamkeit zu bewerten und mögliche Anpassungen der Behandlungsstrategie zu besprechen. Eine solche Vorlage könnte die folgenden Punkte enthalten:

Datum: Notiere das Datum, um die Einträge im Tracker chronologisch zu verfolgen.

Medikamente:
a. Name des Medikaments
b. Dosierung
c. Einnahmezeitpunkt
d. Bemerkungen (z.B. Nebenwirkungen, Wirksamkeit)

Therapie-/Beratungssitzungen:
a. Datum und Uhrzeit der Sitzung
b. Name des Therapeuten/Beraters
c. Schwerpunktthemen der Sitzung
d. Erkenntnisse und wichtige Punkte aus der Sitzung
e. Hausaufgaben oder Übungen, die für die nächste Sitzung geplant sind

Andere Behandlungsansätze:
a. Name der Methode (z.B. Meditation, Achtsamkeitsübun-

gen, Entspannungstechniken)
b. Dauer der Anwendung
c. Häufigkeit der Anwendung
d. Bemerkungen (z.B. Wirksamkeit, Verbesserungsvorschläge)

Wohlbefinden und Symptome:
a. Stimmung und Gefühle an diesem Tag
b. Intensität und Häufigkeit von ADHS-Symptomen
c. Faktoren, die das Wohlbefinden beeinflusst haben (z.B. Schlaf, Ernährung, Stress)

Anpassungen und Änderungen:
a. Notiere alle Änderungen, die du an deinen Medikamenten, Therapieansätzen oder anderen Behandlungsmethoden vorgenommen hast.
b. Begründe die Gründe für diese Änderungen und bespreche sie gegebenenfalls mit deinem Arzt oder Therapeuten.

Ein Medikamenten- und Therapie-Tracker kann ein wertvolles Werkzeug sein, um den Überblick über verschiedene Behandlungsmethoden zu behalten und deren Wirksamkeit zu bewerten. Es ermöglicht auch eine bessere Kommunikation mit Ärzten und Therapeuten und hilft dabei, die beste Behandlungsstrategie für jeden Einzelnen zu entwickeln.

13. Zusammenfassung und Ausblick

In diesem Buch haben wir uns intensiv mit dem Thema Schlaf und ADHS auseinandergesetzt. Wir haben viele verschiedene Aspekte beleuchtet, um dir ein umfassendes Verständnis zu vermitteln und dir dabei zu helfen, deinen Schlaf bei ADHS zu verbessern. In dieser Zusammenfassung wollen wir die wichtigsten Punkte noch einmal hervorheben und dir einen Ausblick auf weitere Schritte geben.

- **Die Bedeutung von Schlaf für Menschen mit ADHS**: Wir haben gesehen, wie wichtig guter Schlaf für Menschen mit ADHS ist und welche negativen Auswirkungen Schlafmangel auf die Symptome von ADHS haben kann.

- **Ursachen und Faktoren, die den Schlaf bei ADHS beeinflussen**: Dazu gehören unter anderem genetische Faktoren, die ADHS-Medikation, Umweltfaktoren, Schlafhygiene, Stress und psychologische Faktoren.

- **Strategien und Ansätze zur Verbesserung des Schlafs bei ADHS**: Hier haben wir verschiedene Ansätze vorgestellt, wie zum Beispiel die Verbesserung der Schlafhygiene, Entspannungstechniken, kognitive Verhaltenstherapie, Lichttherapie, Ernährung und Bewegung.

- **Zielsetzung und Affirmationen**: Die Bedeutung von Zielen und Affirmationen für besseren Schlaf bei ADHS wurde betont und Beispiele für SMARTe Ziele und Affirmationen vorgestellt.

- **Gute Nacht Geschichten**: Wir haben gesehen, wie beruhigende Geschichten in verschiedenen Stilen dazu beitragen können, den Geist zur Ruhe zu bringen und das Einschlafen zu erleichtern.

- **Fallbeispiele**: Erfolgsgeschichten und Herausforderungen zeigen, wie andere Menschen mit ADHS ihre Schlafprobleme bewältigt haben und welche Lösungen ihnen geholfen haben.

- **Praktische Vorlagen und Anleitungen**: In diesem Kapitel wurden verschiedene Vorlagen und Anleitungen vorgestellt, die dir dabei helfen können, deine Fortschritte zu verfolgen und deine Ziele zu erreichen.

Spezielle ADHS & Schlaf Tipps (Quick Tipps & spezielle ADHS Hinweise):

In diesem Abschnitt möchte ich nochmal kurz spezielle Tipps & Strategien für Menschen mit ADHS und einer Schlafstörung geben, die in den meisten „neurotypischen" Schlafratgebern nicht enthalten sind oder nicht funktionieren für Menschen mit ADHS. Bitte die Hinweise in den einzelnen Kapiteln beachten!

• **Gewichtsdecken** (ca. 1/10 des Körpergewicht) können bei ADHS Entspannung fördern und den Schlaf verbessern.

• Nimm deine **ADHS-Medikamente 1 Stunde vor dem Aufstehen**, um den Tag fokussiert zu beginnen.

•Eine **geringe Menge Stimulanzien vor dem Schlafen** kann helfen, sich besser zu konzentrieren.

• Lasse **Schlafapnoe** abklären, da dies den Schlaf beeinträchtigen kann.

• Nutze **Zahnschienen** gegen nächtliches **Zähneknirschen**.

• Nutze **Ohrstöpsel** für Nacht, z.B. loop ear plugs: www.adhs-training.net/loopearplugs

• **Trazodon** kann bei Schlafstörungen bei ADHS hilfreich sein.

• **Melatonin** sublingual fördert schnelleres Einschlafen. Trage eine Blaulichtfilter-Brille am Abend, um Melatonin-Produktion zu unterstützen.

• Nutze **Social Media bewusst** und vermeide endloses Scrollen.

• Lasse dich bei Bedarf **krankschreiben**, um deinen Schlaf zu priorisieren.

• Verwende einen **Nasendilatator** für bessere Atmung während des Schlafs.

• Höre **binaurale Theta-Wellen-Musik** zur Entspannung vor dem Schlafen.

• **Nahrungsergänzungsmittel** können deinen Schlaf unterstützen und ADHS-Symptome lindern: Tryptophan, 5-Hydroxytryptophan (5-HTP), Vitamin B6, Magnesium , L-Theanin, Eisen, Omega 3, Zink, Vitamin D

• sehr **proteinreiches Frühstück**, damit dein Körper Dopamin und andere Neurotransmitter produzieren kann.

• Passe deine Aktivitäten an **High- und Low-Energy-Days** an.

- Erstelle **flexible Systeme statt starrer Routinen** für mehr Anpassungsfähigkeit

- Erstelle individuelle **Einschlaf- und Aufwachroutinen**, die deinen **ADHS-Bedürfnissen** entsprechen.

- Plane **Pausen** und **Entspannungsmomente** in deinem Tagesablauf, um Überforderung zu vermeiden.

- versuche **nicht** am Abend den **Tag aufzuholen**.

- plane am Abend genügend Zeit ein **runter zu kommen**

- beachte **3 Arten von Müdigkeit**: **emotionale**, **mentale** und **physische** Müdigkeit – jede braucht eigene Erholungsmethoden

Ausblick:

Der Weg zu besserem Schlaf bei ADHS ist individuell und erfordert Geduld, Ausdauer und Selbstreflexion. Es ist wichtig, dass du dich auf deine eigenen Bedürfnisse konzentrierst und verschiedene Ansätze ausprobierst, um herauszufinden, was für dich am besten funktioniert. Dabei ist es essenziell, langfristig dranzubleiben und die erlernten Strategien und Gewohnheiten konsequent umzusetzen. Es kann hilfreich sein, sich Unterstützung von Familie, Freunden oder Fachleuten zu suchen, um den Weg zu einem erholsamen Schlaf gemeinsam zu gehen. Und denke immer daran: Der Schlüssel zum Erfolg liegt in der beständigen Anpassung und Weiterentwicklung deiner persönlichen Schlafstrategien.

14. Angebote für Menschen mit ADHS & Schlafstörung

Es gibt verschiedene Unterstützungsangebote für Menschen mit ADHS und Schlafstörungen, die dabei helfen können, Probleme zu bewältigen und neue Strategien zu entwickeln. Selbsthilfegruppen wie Juvemus oder ADHS Deutschland e.V. bieten wertvolle Informationen und die Möglichkeit, sich mit anderen Betroffenen auszutauschen.

Neben diesen Selbsthilfegruppen bietet der Autor des Buches, Tobias Schrader, eigene Unterstützungsmöglichkeiten an. Dazu zählen ADHS-Training, Coaching, Online-Kurse und eine Community, in der sich Gleichgesinnte austauschen können. Um mehr über seine Angebote zu erfahren und herauszufinden, welche Option am besten zu dir passt, besuche Tobias Schraders Websites **www.adhs-training.net** und **www.adhs-tobi.de**.

Indem du die verschiedenen Angebote in Anspruch nimmst, kannst du wertvolles Wissen erwerben, persönliche Strategien entwickeln und eine Gemeinschaft finden, in der du Unterstützung erhältst und dich verstanden fühlst. Nutze diese Ressourcen, um deinem Ziel, erholsamen Schlaf und mehr Energie für den Tag zu erreichen, näherzukommen.

15. Quellen, Literatur & Weiteres

In diesem Kapitel findest du Quellen und Literaturhinweise, die dir dabei helfen können, dich weiter über das Thema ADHS und Schlafstörungen zu informieren. Es ist wichtig zu beachten, dass dieses Buch keinen wissenschaftlichen Anspruch erfüllt und darauf abzielt, praktische Ratschläge und Erfahrungen zu teilen. Daher empfehle ich dir, die angegebenen Quellen selbst zu überprüfen und bei Bedarf weitere Informationen einzuholen, um ein umfassendes Verständnis des Themas zu erlangen.

Kapitel 2 Grundlagen

- American Psychiatric Association. (2013). Diagnostic and statistical manual of mental disorders (5th ed.). Arlington, VA: American Psychiatric Publishing.
- Cortese, S., Faraone, S. V., Konofal, E., & Lecendreux, M. (2009). Sleep in children with attention-deficit/hyperactivity disorder: Meta-analysis of subjective and objective studies. Journal of the American Academy of Child & Adolescent Psychiatry, 48(9), 894-908.
- Owens, J. A., & Mindell, J. A. (2011). Pediatric insomnia. Pediatric Clinics of North America, 58(3), 555-569.

Kapitel 3 Ursachen von Schlafstörungen bei Menschen mit ADHS

• Yoon, S. Y. R., Jain, U., & Shapiro, C. (2012). Sleep in attention-deficit/hyperactivity disorder in children and adults: past, present, and future. Sleep Medicine Reviews, 16(4), 371-388.

• Bijlenga, D., Vollebregt, M. A., Kooij, J. J. S., & Arns, M. (2019). The role of the circadian system in the etiology and pathophysiology of ADHD: time to redefine ADHD? Attention Deficit and Hyperactivity Disorders, 11(1), 5-19.

• Cortese, S., & Konofal, E. (2012). Sleep and ADHD: What we know and what we do not know. In S. V. Faraone & S. Cortese (Eds.), Attention-deficit hyperactivity disorder (ADHD) in adults: Key issues and controversies (pp. 49-71). New York, NY: Springer.

Neurotransmitter-Imbalance:

• Cortese, S., & Konofal, E. (2012). Sleep and attention deficit hyperactivity disorder: A review. In Sleep and its Disorders Affect Society (pp. 161-178). InTech.

Melatonin-Produktion:

• Van der Heijden, K. B., Smits, M. G., Van Someren, E. J., Ridderinkhof, K. R., & Gunning, W. B. (2005). Idiopathic chronic sleep onset insomnia in attention-deficit/hyperactivity disorder: A circadian rhythm sleep disorder. Chronobiology International, 22(3), 559-570.

Genetische Faktoren:

• Barclay, N. L., Gregory, A. M., & Eley, T. C. (2011). Sleep quality and diurnal preference in a sample of young adults:

Associations with 5HTTLPR, PER3, and CLOCK 3111. American Journal of Medical Genetics Part B: Neuropsychiatric Genetics, 156(6), 681-690.
Circadiane Rhythmusstörungen:
• Coogan, A. N., & McGowan, N. M. (2017). A systematic review of circadian function, chronotype and chronotherapy in attention deficit hyperactivity disorder. Attention Deficit and Hyperactivity Disorders, 9(3), 129-147.
Schlafapnoe und Atemstörungen:
• Cortese, S., Faraone, S. V., Konofal, E., & Lecendreux, M. (2009). Sleep in children with attention-deficit/hyperactivity disorder: Meta-analysis of subjective and objective studies. Journal of the American Academy of Child & Adolescent Psychiatry, 48(9), 894-908.
Psychologische Faktoren:
• Yoon, S. Y. R., Jain, U., & Shapiro, C. (2012). Sleep in attention-deficit/hyperactivity disorder in children and adults: past, present, and future. Sleep Medicine Reviews, 16(4), 371-388. https://doi.org/10.1016/j.smrv.2011.07.001
• Lunsford-Avery, J. R., Krystal, A. D., & Kollins, S. H. (2016). Sleep disturbances in adolescents with ADHD: A systematic review and framework for future research. Clinical Psychology Review, 50, 159-174. https://doi.org/10.1016/j.cpr.2016.10.003
Umweltfaktoren:
• Corkum, P., Tannock, R., & Moldofsky, H. (1998). Sleep disturbances in children with attention-deficit/hyperactivity disorder. Journal of the American Academy of Child & Adolescent Psychiatry, 37(6), 637-646. https://doi.org/

10.1097/00004583-199806000-00014

• Gruber, R., Fontil, L., Bergmame, L., Wiebe, S. T., Amsel, R., Frenette, S., & Carrier, J. (2012). Contributions of circadian tendencies and behavioral problems to sleep onset problems of children with ADHD. BMC Psychiatry, 12, 212. https://doi.org/10.1186/1471-244X-12-212

Kapitel 4 Folgen von Schlafstörungen bei Menschen mit ADHS

• Lunsford-Avery, J. R., Krystal, A. D., & Kollins, S. H. (2016). Sleep disturbances in adolescents with ADHD: A systematic review and framework for future research. Clinical Psychology Review, 50, 159-174.

• Owens, J. A. (2005). The ADHD and sleep conundrum: a review. Journal of Developmental & Behavioral Pediatrics, 26(4), 312-322.

• Yoon, S. Y. R., Jain, U., & Shapiro, C. (2012). Sleep in attention-deficit/hyperactivity disorder in children and adults: past, present, and future. Sleep Medicine Reviews, 16(4), 371-388.

Lunsford-Avery, J. R., & Krystal, A. D. (2015). Sleep disturbances in adolescents with ADHD: A systematic review and framework for future research. Clinical Psychology Review, 41, 27-40. ↵

• Hysing, M., Lundervold, A. J., Posserud, M. B., & Sivertsen, B. (2016). Association between sleep problems and symptoms of attention deficit hyperactivity disorder in adolescence: results from a large population-based study. Behavioral Sleep Medicine, 14(5), 550-564. ↵

• Becker, S. P., & Langberg, J. M. (2013). Sleep and cognition in children with attention-deficit/hyperactivity disorder. In Sleep and Development (pp. 189-207). Oxford University Press. ↵

• Yoon, S. Y., Jain, U., & Shapiro, C. (2012). Sleep in attention-deficit/hyperactivity disorder in children and adults: past, present, and future. Sleep Medicine Reviews, 16(4), 371-388.

Kapitel 5 Diagnostik von Schlafstörungen

• American Academy of Sleep Medicine. (2014). International Classification of Sleep Disorders – Third Edition (ICSD-3). Darien, IL: American Academy of Sleep Medicine.

• Sateia, M. J. (2014). International classification of sleep disorders-third edition: highlights and modifications. Chest, 146(5), 1387-1394.

• Berry, R. B., Brooks, R., Gamaldo, C. E., Harding, S. M., Lloyd, R. M., Marcus, C. L., & Vaughn, B. V. (2017). The AASM manual for the scoring of sleep and associated events: rules, terminology and technical specifications, version 2.5. Darien, Illinois: American Academy of Sleep Medicine.

• Buysse, D. J., Reynolds, C. F., Monk, T. H., Berman, S. R., & Kupfer, D. J. (1989). The Pittsburgh Sleep Quality Index: A new instrument for psychiatric practice and research. Psychiatry Research, 28(2), 193-213. [Quelle für den Pitts-

burgh Sleep Quality Index (PSQI)]
• Johns, M. W. (1991). A new method for measuring daytime sleepiness: The Epworth sleepiness scale. Sleep, 14(6), 540-545. [Quelle für die Epworth Sleepiness Scale (ESS)]
• Bastien, C. H., Vallières, A., & Morin, C. M. (2001). Validation of the Insomnia Severity Index as an outcome measure for insomnia research. Sleep Medicine, 2(4), 297-307. [Quelle für den Insomnia Severity Index (ISI)]
• Surman, C. B. H., & Roth, T. (2011). Sleep problems and ADHD. In S. V. Faraone & J. Sergeant (Eds.), Attention deficit hyperactivity disorder: From genes to patients (pp. 367-382). Humana Press. [Quelle für die Bedeutung von Anamnese und Fragebögen bei der Diagnose von Schlafstörungen bei Menschen mit ADHS]
• Owens, J. A., & Mindell, J. A. (2005). Pediatric insomnia. Pediatric Clinics, 52(3), 669-688.
•) Morgenthaler, T., Alessi, C., Friedman, L., Owens, J., Kapur, V., Boehlecke, B., ... & Swick, T. J. (2007). Practice parameters for the use of actigraphy in the assessment of sleep and sleep disorders: an update for 2007. Sleep, 30(4), 519-529.
• Buysse, D. J., Reynolds, C. F., Monk, T. H., Berman, S. R., & Kupfer, D. J. (1989). The Pittsburgh Sleep Quality Index: a new instrument for psychiatric practice and research. Psychiatry research, 28(2), 193-213.

• American Academy of Sleep Medicine. (2014). International Classification of Sleep Disorders. Darien, IL: American Academy of Sleep Medicine.

• Lichstein, K. L., Stone, K. C., Donaldson, J., Nau, S. D., Soeffing, J. P., Murray, D., ... & Aguillard, R. N. (2006). Actigraphy validation with insomnia. Sleep, 29(2), 232-239.
• Berry, R.B., et al. (2017). AASM Scoring Manual Updates for 2017 (Version 2.4). Journal of Clinical Sleep Medicine, 13(5), 665-666.
• Riemann, D., et al. (2017). European guideline for the diagnosis and treatment of insomnia. Journal of Sleep Research, 26(6), 675-700.
• Smith, M.T., et al. (2015). Cognitive Behavioral Therapy for Insomnia (CBT-I) in adults with co-morbid psychiatric illness. Current Sleep Medicine Reports, 1(4), 233-240.

Kapitel 6 Behandlungsmöglichkeiten

• Morin CM, Bootzin RR, Buysse DJ, et al. Psychological and behavioral treatment of insomnia: An update of recent evidence (1998-2004). Sleep. 2006;29(11):1398-1414.
• Harvey AG. A cognitive theory and therapy for chronic insomnia. J Cogn Psychother. 2005;19(1):41-59.
• Irish LA, Kline CE, Gunn HE, Buysse DJ, Hall MH. The role of sleep hygiene in promoting public health: A review of empirical evidence. Sleep Med Rev. 2015;22:23-36.
• Stepanski EJ, Wyatt JK. Use of sleep hygiene in the treatment of insomnia. Sleep Med Rev. 2003;7(3):215-225.
• Figueiro MG, Wood B, Plitnick B, Rea MS. The impact of light from computer monitors on melatonin levels in college students. Neuro Endocrinol Lett. 2011;32(2):158-63.

• Youngstedt SD, Kline CE. Epidemiology of exercise and sleep. Sleep Biol Rhythms. 2006;4(3):215-221.
• Hauri, P. (1997). The Sleep Disorders. Kalamazoo, MI: Upjohn Company.
• American Academy of Sleep Medicine. (2014). International Classification of Sleep Disorders, 3rd Edition. Darien, IL: American Academy of Sleep Medicine.
• National Sleep Foundation. (n.d.). Healthy Sleep Tips. Retrieved from https://www.sleepfoundation.org/sleep-topics/healthy-sleep-tips
• Morin, C. M., & Espie, C. A. (2003). Insomnia: A Clinical Guide to Assessment and Treatment. New York, NY: Kluwer Academic/Plenum Publishers.
Jacobson, E. (1938). Progressive relaxation. Chicago: University of Chicago Press.
• Weil, A. (2019). The 4-7-8 Breath: Health Benefits & Demonstration. Retrieved from https://www.drweil.com/videos-features/videos/breathing-exercises-4-7-8-breath/
•) Stetter, F., & Kupper, S. (2002). Autogenic training: a meta-analysis of clinical outcome studies. Applied psychophysiology and biofeedback, 27(1), 45-98.
• Black, D. S., O'Reilly, G. A., Olmstead, R., Breen, E. C., & Irwin, M. R. (2015). Mindfulness meditation and improvement in sleep quality and daytime impairment among older adults with sleep disturbances: a randomized clinical trial. JAMA internal medicine, 175(4), 494-501.
• Barkley, R. A. (2013). Taking Charge of Adult ADHD. Guilford Press.
• Ramsay, J. R. (2010). Nonmedication Treatments for Adult

ADHD: Evaluating Impact on Daily Functioning and Well-Being. American Psychological Association.

• Rostain, A. L., & Ramsay, J. R. (2012). Cognitive-Behavioral Therapy for Adult ADHD: An Integrative Psychosocial and Medical Approach (2nd ed.). Routledge.

• Coogan, A. N., & McGowan, N. M. (2017). A systematic review of circadian function, chronotype and chronotherapy in attention deficit hyperactivity disorder. Attention Deficit and Hyperactivity Disorders, 9(3), 129-147.

• Kirov, R., & Brand, S. (2014). Sleep problems and their effect in ADHD. Expert Review of Neurotherapeutics, 14(3), 287-299.

• Hvolby, A. (2015). Associations of sleep disturbance with ADHD: Implications for treatment. ADHD Attention Deficit and Hyperactivity Disorders, 7(1), 1-18.

• Waterhouse, J., Fukuda, Y., & Morita, T. (2012). Daily rhythms of the sleep-wake cycle. Journal of Physiological Anthropology, 31(1), 5.

• Ruscio, A. M., Hallion, L. S., Lim, C. C. W., Aguilar-Gaxiola, S., Al-Hamzawi, A., Alonso, J., ... & Borges, G. (2017). Cross-sectional comparison of the epidemiology of DSM-5 generalized anxiety disorder across the globe. JAMA Psychiatry, 74(5), 465-475.

• Barkley, R. A. (2006). Attention-deficit hyperactivity disorder: A handbook for diagnosis and treatment. Guilford Press.

• Langberg, J. M., Dvorsky, M. R., & Evans, S. W. (2013). What specific facets of executive function are associated with academic functioning in youth with attention-deficit/

hyperactivity disorder? Journal of Abnormal Child Psychology, 41(7), 1145-1159.

• Cajochen, C., Frey, S., Anders, D., Späti, J., Bues, M., Pross, A., ... & Stefani, O. (2011). Evening exposure to a light-emitting diodes (LED)-backlit computer screen affects circadian physiology and cognitive performance. Journal of Applied Physiology, 110(5), 1432-1438.

• Harrington, J., & Blankenship, V. (2002). Raising students' awareness of counseling and increasing help-seeking: The impact of classroom presentations. Journal of College Counseling, 5(2), 164-169.

• Irish, L. A., Kline, C. E., Gunn, H. E., Buysse, D. J., & Hall, M. H. (2015). The role of sleep hygiene in promoting public health: A review of empirical evidence. Sleep Medicine Reviews, 22, 23-36.

• Peuhkuri, K., Sihvola, N., & Korpela, R. (2012). Diet promotes sleep duration and quality. Nutrition Research, 32(5), 309-319.

• Morin, C. M., & Espie, C. A. (2012). The Oxford handbook of sleep and sleep disorders. Oxford University Press.

• Morin, C. M., Bootzin, R. R., Buysse, D. J., Edinger, J. D., Espie, C. A., & Lichstein, K. L. (2006). Psychological and behavioral treatment of insomnia: Update of the recent evidence (1998–2004). Sleep, 29(11), 1398-1414.

• Owens, J. A., & Dalzell, V. (2005). Use of the 'BEARS' sleep screening tool in a pediatric residents' continuity clinic: a pilot study. Sleep Medicine, 6(1), 63-69.

• Hysing, M., Sivertsen, B., & O'Connor, R. C. (2019). Sleep problems and self-harm in adolescence. The British Journal of Psychiatry, 214(2), 93-98.

- Gruber, R., Cassoff, J., Frenette, S., Wiebe, S., & Carrier, J. (2012). Impact of sleep extension and restriction on children's emotional lability and impulsivity. Pediatrics, 130(5), e1155-e1161.
- Hirshkowitz, M., Whiton, K., Albert, S. M., Alessi, C., Bruni, O., DonCarlos, L., ... & Neubauer, D. N. (2015). National Sleep Foundation's sleep time duration recommendations: methodology and results summary. Sleep Health, 1(1), 40-43.
- American Academy of Sleep Medicine. International Classification of Sleep Disorders, 3rd ed. Darien, IL: American Academy of Sleep Medicine; 2014.
- Lobbezoo, F., Ahlberg, J., Glaros, A. G., Kato, T., Koyano, K., Lavigne, G. J., ... & Winocur, E. (2013). Bruxism defined and graded: an international consensus. Journal of Oral Rehabilitation, 40(1), 2-4.
- Kooij, J. J. S., & Bijlenga, D. (2013). The circadian rhythm in adult attention-deficit/hyperactivity disorder: current state of affairs. Expert Review of Neurotherapeutics, 13(10), 1107-1116.
- Macedo, C. R., Macedo, E. C., Torloni, M. R., Silva, A. B., & Prado, G. F. (2007). Occlusal splints for treating sleep bruxism (tooth grinding). Cochrane Database of Systematic Reviews, (4).
- Klasser, G. D., & Rei, N. (2010). Management of sleep bruxism using occlusal splint therapy. Journal of the Canadian Dental Association, 76, a68.
- Lobbezoo, F., & Naeije, M. (2001). Bruxism is mainly regu-

lated centrally, not peripherally. Journal of Oral Rehabilitation, 28(12), 1085-1091.

Kapitel 7 Praktische Tipps

• Gradisar, M., Wolfson, A. R., Harvey, A. G., Hale, L., Rosenberg, R., & Czeisler, C. A. (2013). The sleep and technology use of Americans: findings from the National Sleep Foundation's 2011 Sleep in America Poll. Journal of Clinical Sleep Medicine, 9(12), 1291-1299. (Verwendung von Technologie vor dem Schlafengehen)

• Morgenthaler, T., Kramer, M., Alessi, C., Friedman, L., Boehlecke, B., Brown, T., ... & Pancer, J. (2006). Practice parameters for the psychological and behavioral treatment of insomnia: an update. An American Academy of Sleep Medicine report. Sleep, 29(11), 1415-1419. (Entspannungstechniken)

• Wirz-Justice, A., Benedetti, F., & Terman, M. (2013). Chronotherapeutics for Affective Disorders: A Clinician's Manual for Light and Wake Therapy. Karger Medical and Scientific Publishers. (Lichttherapie und Tageslichtwecker)

Weitere Quellen:

Naloxon und ADHS:
https://clinicaltrials.gov/ct2/show/NCT01721330
https://www.ncbi.nlm.nih.gov/pmc/articles/PMC7921161/

• Adan, A., Archer, S. N., Hidalgo, M. P., Di Milia, L., Natale, V., & Randler, C. (2012). Circadian typology: a comprehensive review. Chronobiology International, 29(9), 1153-1175. https://doi.org/10.3109/07420528.2012.719971
• Randler, C. (2016). Sleep, sleep timing, and chronotype in adults with attention-deficit/hyperactivity disorder (ADHD). Journal of Neural Transmission, 123(12), 1441-1450. https://doi.org/10.1007/s00702-016-1613-3
• Roenneberg, T., Kuehnle, T., Pramstaller, P. P., Ricken, J., Havel, M., Guth, A., & Merrow, M. (2004). A marker for the end of adolescence. Current Biology, 14(24), R1038-R1039. https://doi.org/10.1016/j.cub.2004.11.039
• Lunsford-Avery, J. R., Krystal, A. D., & Kollins, S. H. (2016). Sleep disturbances in adolescents with ADHD: A systematic review and framework for future research. Clinical Psychology Review, 50, 159-174.
• Cortese, S., Faraone, S. V., Konofal, E., & Lecendreux, M. (2009). Sleep in children with attention-deficit/hyperactivity disorder: meta-analysis of subjective and objective studies. Journal of the American Academy of Child & Adolescent Psychiatry, 48(9), 894-908.
• Owens, J. A. (2005). The ADHD and sleep conundrum: a review. Journal of Developmental & Behavioral Pediatrics,

26(4), 312-322.
• Becker, S. P., & Langberg, J. M. (2015). Attention-deficit/hyperactivity disorder and sluggish cognitive tempo dimensions in relation to executive functioning in adolescents with ADHD. Child Psychiatry & Human Development, 46(1), 18-29.
• Durmer, J. S., & Dinges, D. F. (2005). Neurocognitive consequences of sleep deprivation. Seminars in Neurology, 25(1), 117-129.
• Surman, C. B., Thomas, R. J., Aleardi, M., Pagano, C., & Biederman, J. (2006). Adults with ADHD and sleep complaints: a pilot study identifying sleep-disordered breathing using polysomnography and sleep quality assessment. Journal of Attention Disorders, 9(3), 550-555.
• Owens, J. A. (2005). The ADHD and sleep conundrum: a review. Journal of Developmental & Behavioral Pediatrics, 26(4), 312-322.
• Corkum, P., Moldofsky, H., Hogg-Johnson, S., Humphries, T., & Tannock, R. (1999). Sleep problems in children with attention-deficit/hyperactivity disorder: impact of subtype, comorbidity, and stimulant medication. Journal of the American Academy of Child & Adolescent Psychiatry, 38(10), 1285-1294.
• Wiggs, L., & Stores, G. (2005). Sleep patterns and sleep disorders in children with autistic spectrum disorders: insights using parent report and actigraphy. Developmental Medicine & Child Neurology, 47(6), 378-383.
• Sadeh, A., Pergamin, L., & Bar-Haim, Y. (2006). Sleep in children with attention-deficit hyperactivity disorder: a me-

ta-analysis of polysomnographic studies. Sleep Medicine Reviews, 10(6), 381-398.

• Lufi, D., Tzischinsky, O., & Hadar, S. (2011). Delaying school starting time by one hour: some effects on attention levels in adolescents. Journal of Clinical Sleep Medicine, 7(2), 137-143.

• Clarke, A. R., & Einfeld, S. L. (2006). Sleep problems in children with intellectual disability: Parent perceptions of treatment effectiveness. Journal of Intellectual & Developmental Disability, 31(2), 79-85.

• Cortese, S., Faraone, S. V., Konofal, E., & Lecendreux, M. (2009). Sleep in children with attention-deficit/hyperactivity disorder: meta-analysis of subjective and objective studies. Journal of the American Academy of Child & Adolescent Psychiatry, 48(9), 894-908.

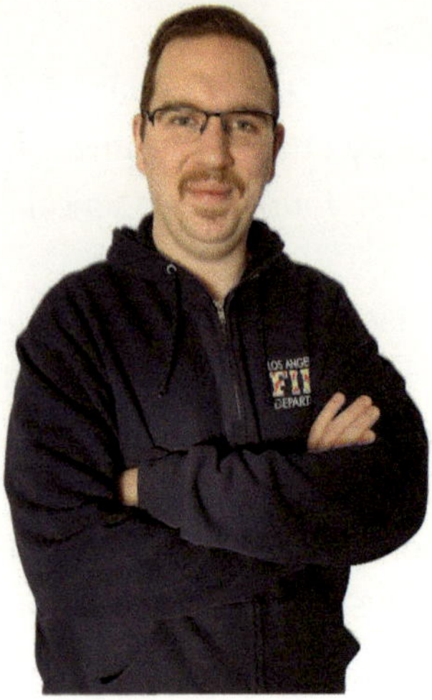

@adhstobi

@adhs_tobi

www.adhs-tobi.de